Docteur **GUÉNARD**

OBSERVATIONS RÉSUMÉES

ET

STATISTIQUE OPÉRATOIRE

1904–1911

REIMS

MATOT-BRAINE, IMPRIMEUR – LIBRAIRE – EDITEUR

Henri MATOT (I ⁕), Fils & Successeur

6, RUE DU CADRAN-SAINT-PIERRE, 6

1912

Docteur **GUÉNARD**

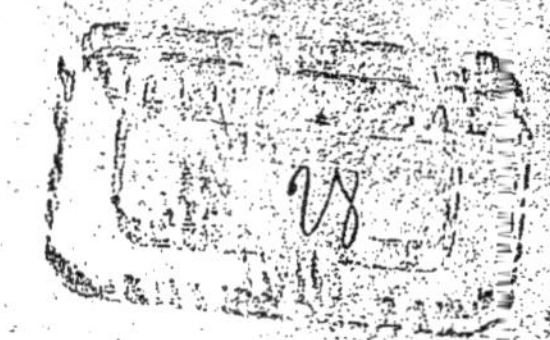

OBSERVATIONS RÉSUMÉES

ET

STATISTIQUE OPÉRATOIRE

1904-1911

REIMS

MATOT-BRAINE, IMPRIMEUR - LIBRAIRE - ÉDITEUR

Henri MATOT (I ⚜), Fils & Successeur

6, RUE DU CADRAN-SAINT-PIERRE, 6

1912

ANNÉE 1904

1 *B..., 20 ans.* Ouvrier puisatier. Travaillant au fond d'un puits, le corps penché en avant, il reçoit sur la partie postérieure de la tête une pierre détachée de la corniche. Fracture par enfoncement de l'écaille de l'occipital immédiatement au-dessous du lambda. Trépanation. Mise à nu de la dure-mère déchirée et du cerveau blessé ; issue d'une petite quantité de matière cérébrale. Suites simples et aseptiques, la cicatrisation se fait dans de bonnes conditions. Guérison complète.

2 *B..., 20 ans.* C'est le même ouvrier. La pierre, qui a fracturé le crâne, a frappé, en rebondissant, l'avant-bras gauche, déterminant une fracture de la diaphyse radiale, fracture compliquée de plaie. Trois mois plus tard, nous revoyons le blessé guéri, mais avec la main gauche en griffe, le médius et l'annulaire restent fléchis, tandis que, pour les autres doigts, l'extension est possible. Diagnostic : paralysie de l'extenseur commun des doigts, complication secondaire de la fracture radiale ; l'index et l'auriculaire peuvent être étendus, parce que chacun d'eux possède un extenseur propre qui est intact. Traitement : A. — Incision de six centimètres en regard du bord postérieur du radius, découverte du cal ; l'extenseur est adhérent au cal et son nerf est enserré dans du tissu cicatriciel ; dégagement du muscle et du nerf. B. — Incision de sept centimètres sur la face postérieure de l'avant-bras, immédiatement au-dessus du poignet ; découverte de tous les tendons extenseurs, création d'anastomoses, l'une entre le tendon extenseur du médius et le tendon extenseur propre de l'index, l'autre entre le tendon extenseur de l'annulaire et le tendon de l'extenseur propre de l'auriculaire. Guérison par première intention. Après trois semaines, l'attitude en griffe de la main disparaît progressivement. Application de courants faradiques ; l'extenseur se contracte ; le médius marche avec l'index, et l'annulaire avec l'auriculaire ; mais il n'en résulte aucune gêne fonctionnelle ; le bon résultat s'est maintenu.

3 *A..., 68 ans.* Hernie inguinale droite étranglée. Kélotomie.

4 *A..., 25 ans.* Hyperthrophie du cornet inférieur gauche. Réduction progressive par galvano-cautérisation.

5 *Dame B..., 34 ans.* Lupus de la face. Galvano-cautérisations.

6 *B..., 38 ans.* Vaste plaie contuse de la jambe gauche et contusion du tibia. Restauration et suture partielles.

7 *B..., 35 ans.* Fracture de la rotule. Suture.

8 *B..., 32 ans.* Hypospadias juxta-balanique. Mobilisation de la partie antérieure de l'urèthre sur une longueur suffisante et mise en place après transfixion du gland.

9 *Ch..., 26 ans.* Kyste sébacé de la tête du sourcil. Ablation.

10 *D..., 34 ans.* Phlegmon de l'avant-bras. Incision et drainage.

11 *D..., 38 ans.* Tuberculose d'un testicule. Castration.

12 *D..., 30 ans.* Kyste de la paupière supérieure. Ablation.

13 *Dame C..., 42 ans.* Grand prolapsus utéro-vaginal. Cure radicale suivant le procédé du Dr Bouilly.

14 *C..., 35 ans.* Corps étranger de la cornée, ayant pénétré dans la chambre antérieure. Extraction.

15 *D..., 32 ans.* Rétention placentaire. Curettage.

16 *Dame E..., 26 ans.* Hallux valgus et ostéo-arthrite du pied gauche. Résection de la tête du premier métatarsien.

17 *F..., 17 ans.* Phlegmon de la main. Incision et drainage.

18 *Dame D..., 40 ans.* Volumineux abcès sous-hépatique, probablement d'origine appendiculaire. Laparotomie, évacuation, drainage.

19 *G..., 13 ans.* Appendicite à froid. Ablation de l'appendice.

20 *G..., 2 ans.* Hydrocèle. Ponction et injection modificatrice.

21 *G..., 19 ans.* Plaie de la paume de la main droite ; section des tendons fléchisseurs du médius, au niveau du dédoublement du tendon superficiel. Sutures tendineuses. Bon résultat fonctionnel.

22 *Dame H..., 38 ans.* Endométrite hémorrhagique. Curettage.

23 *Dame J..., 27 ans.* Endométrite hémorrhagique.

24 *Dame J..., 26 ans.* Monoplégie crurale droite spasmodique et pied bot équin. Allongement du tendon d'Achille et immobilisation dans un appareil plâtré. Bon résultat.

25 *Dame J..., 45 ans.* Gros fibrome de l'utérus. Laparotomie.

26 *Dame K..., 32 ans.* Rétention placentaire. Curettage.

27 *Dame L..., 26 ans.* Bartholinite. Ablation de la glande.

28 *Dame L..., 26 ans.* Hémorroïdes. Ablation après dilatation anale.

29 *L..., 3 ans.* Extraction d'un corps étranger de l'oreille, à la faveur d'une incision rétro-auriculaire et du décollement du conduit.

30 *L..., 12 ans.* Hernie inguinale droite. Cure radicale.

31 *L..., 12 ans.* Phimosis. Circoncision.

32 *Dame M..., 38 ans.* Prolapsus utéro-vaginal. Colpopérinéorraphie.

33 *Demoiselle M..., 14 ans.* Végétations adénoïdes. Curettage du naso-pharynx.

34 *Demoiselle M..., 14 ans.* Végétations adénoïdes. Curettage du naso-pharynx.

35 *M..., 64 ans.* Panaris. Extraction de la seconde phalange du pouce.

36 *M..., 48 ans.* Eperon de la cloison des fosses nasales. Résection.

37 *N..., 28 mois.* Hernie inguinale droite. Cure radicale.

38 *P..., 17 ans.* Plaie de la face interne de la cuisse à la partie inférieure, ouverture de la synoviale du genou et hémorrhagie intra-articulaire. Arthrotomie.

39 *P..., 32 ans.* Hallux valgus bilatéral. Résection de l'exostose.

40 *P..., 10 ans.* Végétations adénoïdes. Curettage du naso-pharynx.

41 *de P..., 64 ans.* Epithélioma de la joue gauche et adénite sous-maxillaire. Ablation de l'épithélioma et du ganglion. Opération remontant à presque huit années ; pas de récidive.

42 *P..., 35 ans.* Phlegmon de la main.

43 *Dame R..., 28 ans.* Abcès du voile du palais.

44 *Dame S..., 42 ans.* Salpingo-ovarite bilatérale. Laparotomie. Morte deux mois après, d'hématémèses répétées dues à la présence d'un ulcère de l'estomac.

45 *S..., 34 ans.* Plaie étendue du dos de la main. Sutures.

46 *Dame S..., 68 ans.* Abcès de la fosse iliaque droite, en rapport avec le développement d'un néoplasme du cœcum.

47 *T..., 40 ans.* Hypertrophie du cornet inférieur gauche. Résection du cornet.

48 *T..., 44 ans.* Panaris.

49 *W..., 39 ans.* Luxation antéro-interne de l'épaule gauche. Réduction. Plaie de la lèvre inférieure. Sutures.

50 *S..., 10 ans.* Phimosis. Circoncision.

51 *X..., 24 ans.* Hydarthrose du genou. Ponction et lavage.

52 *C..., 35 ans.* Panaris et phlegmon de la main droite. Extraction d'un séquestre et amputation de l'annulaire.

53 *Dame Ch..., 40 ans.* Volumineux fibrome. Laparotomie.

54 *M..., 12 ans.* Végétations adénoïdes. Curettage du naso-pharynx.

55 *B..., 26 ans.* Abcès de l'oreille moyenne. Paracentèse du tympan.

56 *X..., 15 ans.* Plaie de la main par arme à feu. Tétanos. Opération pratiquée tardivement. Mort.

57 *C..., 46 ans.* Kyste sébacé pré-auriculaire gauche. Ablation.

58 *L..., 45 ans.* Trois grosses loupes du cuir chevelu. Ablation.

59 *L..., 10 ans.* Végétations adénoïdes. Curettage du naso-pharynx.

60 *L..., 12 ans.* Végétations adénoïdes. Curettage du naso-pharynx.

61 *Dame X..., 30 ans.* Rétention placentaire. Curettage.

62 *Dame P..., 60 ans.* Hernie crurale gauche étranglée. Kélotomie.

ANNÉE 1905

Janvier

1 *F..., 12 ans.* Ostéomyélite aiguë de l'extrémité supérieure du fémur gauche. Evidement du grand trochanter et du col.

2 *Dame P..., 24 ans.* Hernie inguinale droite. Cure radicale.

3 *L..., 6 ans.* Hypospadias juxta-balanique. Mobilisation de la partie antérieure de l'urèthre sur une longueur suffisante et mise en place après transfixion du gland.

4 *Dame L..., 30 ans.* Adénome du sein droit. Ablation par incision esthétique, externe et sous-mammaire.

5 *L..., 14 ans.* Ongle incarné.

6 *Dame B..., 25 ans.* Rétention placentaire après accouchement à terme. Curettage.

7 *B..., 50 ans.* Vaste décollement du cuir chevelu. Réunion partielle. Drainage.

8 *Dame P..., 35 ans.* Rétention placentaire après accouchement à terme. Curettage.

Février

9 et **10** *M..., 39 ans.* Fibro-lipome volumineux de la nuque. Ablation. Hémorroïdes. Ablation.

11 *Dame D..., 32 ans.* Gros kyste de l'ovaire droit et hydro-salpinx gauche. Laparotomie. Ablation.

12 *Dame G..., 30 ans.* Kyste sébacé de la face postérieure de la cuisse droite. Ablation.

13 *Demoiselle L..., 20 ans.* Kyste sébacé de la joue gauche. Ablation.

14 *Dame J..., 40 ans.* Kystes sébacés du cuir chevelu. Ablation.

15 *D..., 65 ans.* Epithélioma de la lèvre inférieure et adénites sous-maxillaires. Ablation de l'épithélioma et des ganglions.

16 *Dame Ch..., 59 ans.* Epithélioma ulcéré de la lèvre inférieure et grosse adénite sous-maxillaire. Ablation de l'épithélioma et du ganglion.

17 *Ch..., 10 ans.* Végétations adénoïdes. Curettage du naso-pharynx.

18 *F..., 35 ans.* Panaris et ostéomyélite de la troisième phalange.

19 *C..., 13 ans.* Végétations adénoïdes. Curettage du naso-pharynx.

20 *L..., 6 ans.* Végétations adénoïdes. Curettage du naso-pharynx.

21 *H..., 12 ans.* Végétations adénoïdes. Curettage du naso-pharynx.

22 *Demoiselle B..., 14 ans.* Hernie inguinale droite. Cure radicale.

23 *G..., 10 ans.* Végétations adénoïdes. Curettage du naso-pharynx.

24 *B..., 40 ans.* Fistule ano-rectale.

25 *L..., 35 ans.* Kyste de la paupière supérieure de l'œil gauche. Ablation.

26 *Dame L..., 36 ans.* Phlegmon péri-néphrétique. Ouverture large, curettage des parois. Drainage.

27 *D..., 25 ans.* Hernie inguinale droite. Epiplocèle adhérente. Résection épiploïque et cure radicale.

28 *L..., 36 ans.* Hernie inguinale gauche. Entérocèle réductible. Cure radicale.

29 *B..., 38 ans.* Hémorroïdes et ulcération ano-rectale. Dilatation de l'anus et excision des hémorroïdes.

30 *P..., 70 ans.* Hydrocèle vaginale. Cure radicale.

Mars

31 *Dame D..., 32 ans.* Rétention placentaire après fausse-couche de quatre mois. Curettage.

32 *Dame D..., 40 ans.* Grossesse à 6 mois. Albuminurie, hématémèses et métrorrhagies. Enfant mort. Evacuation de l'utérus.

33 *R..., 10 ans.* Végétations adénoïdes. Curettage du naso-pharynx.

34 *Demoiselle R..., 10 ans.* Carie de l'extrémité inférieure du deuxième métacarpien de la main gauche. Résection sous-périostée de cette extrémité.

35 *Dame J..., 25 ans.* Rétention placentaire. Curettage.

36 *L..., 6 ans.* Fistule de l'urèthre. Suture.

37 *Demoiselle C..., 18 ans.* Ankylose du genou droit, consécutive à une immobilisation prolongée de l'articulation, atteinte antérieurement d'hydarthrose. Mobilisation sous anesthésie générale. Massage consécutif. Bon résultat fonctionnel.

38 *Dame J..., 30 ans.* Hydarthrose du genou gauche. Ponction. Lavage de la cavité articulaire. Appareil compressif.

39 *Dame B..., 50 ans.* Raideurs consécutives à une luxation de l'épaule droite réduite. Mobilisation sous chloroforme.

40 *G..., 48 ans.* Hygroma du coude gauche. Ablation. Anesthésie locale.

41 *Dame L..., 35 ans.* Dysménorrhée. Dilatation et curettage de l'utérus.

42 *Dame G..., 38 ans.* Fibrome volumineux de l'utérus. Ablation (méthode supra-vaginale).

43 *T..., 30 ans.* Exostoses du premier métatarsien droit et du premier métatarsien gauche. Résections partielles.

44 *D..., 12 ans.* Pied bot talus gauche. Ténotomies ou élongations de certains tendons. Bon résultat anatomique et fonctionnel.

45 *R..., 10 ans.* Végétations adénoïdes. Curettage du naso-pharynx.

46 *G..., 17 ans.* Hernie inguinale droite. Cure radicale.

Avril

47 *P..., 12 ans.* Végétations adénoïdes. Curettage du naso-pharynx.

48 *L..., 10 ans.* Hypertrophie des amygdales. Amygdalectomie.

49 *Dame J..., 50 ans.* Gros kyste de l'ovaire droit. Laparotomie.

50 *B..., 16 ans.* Hématome ancien volumineux de la cuisse droite.

51 *C..., 68 ans.* Epiploïte suppurée dans sac herniaire ancien. Malade atteint de diabète et d'albuminurie. Large ouverture ; résection de l'épiploon enflammé ; nettoyage de la cavité ; aucune suture. Suites mauvaises, mort le dixième jour.

52 *B..., 5 ans.* Ostéite du maxillaire inférieur en rapport avec l'évolution dentaire. Nécrose partielle. Extraction d'un séquestre.

53 *D..., 8 ans.* Végétations adénoïdes. Curettage du naso-pharynx.

54 *B..., 10 ans.* Végétations adénoïdes. Curettage du naso-pharynx.

55 *Dame R..., 40 ans.* Adénite inguinale fistulisée. Ablation des parties malades.

56 *Dame X..., 30 ans.* Rétention placentaire. Curettage.

Mai

57 *B..., 15 ans.* Cicatrice vicieuse du cou, consécutive à une suppuration ganglionnaire ancienne. Ablation.

58 *M..., 50 ans.* Hydrocèle vaginale. Cure radicale.

59 *Dame L..., 55 ans.* Petit épithélioma de la joue gauche. Ablation.

60 *Demoiselle C..., 9 ans.* Fracture du pariétal gauche, déterminée par la pénétration d'un fragment acéré d'écorce d'arbre. Ce fragment est fixé si solidement que l'extraction directe en est impossible. Trépanation. Résection d'une rondelle osseuse contenant le corps étranger. Celui-ci a pénétré obliquement de sorte que l'orifice d'entrée, au niveau de la table externe, et celui de sortie, au niveau de la table interne, ne se trouvent pas en face l'un de l'autre. L'extrémité du morceau d'écorce a déchiré la dure-mère, mais n'a pas blessé le cerveau. L'intervention a été pratiquée une heure après l'accident. Suites favorables ; guérison.

61 *Demoiselle L..., 10 ans.* Végétations adénoïdes. Curet-naso-pharynx.

62 *Dame B..., 25 ans.* Kyste du corps thyroïde du volume d'une petite orange. Ablation.

63 *L..., 17 ans.* Appendicite à froid. Ablation de l'appendice.

64 *Dame P..., 35 ans.* Tumeur du corps thyroïde du volume d'un gros œuf. Ablation.

65 *De G..., 10 ans.* Plaie profonde de la partie antérieure et inférieure de l'avant-bras droit, immédiatement au-dessus du poignet. Plaie déterminée par éclat de vitre. Section du nerf cubital, de l'artère cubitale, des tendons des muscles suivants : cubital antérieur, grand et petit palmaire, fléchisseurs communs superficiels (3) et profond (2), section jusqu'au squelette, cubitus entamé. Ligature de l'artère, suture du nerf et de tous les tendons. Réunion par première intention, *Restitutio* *ad integrum*. Les fonctions nerveuses sont réapparues très rapidement, vers le seizième jour. Quatre ans plus tard, un petit névrome s'est développé au niveau de la suture ; ce névrome a disparu progressivement. Actuellement, l'état local est très satisfaisant et il ne subsiste aucune infirmité.

66 *J..., 25 ans.* Hydrocèle. Cure radicale.

67 *Dame L...; 40 ans.* Hallux valgus bilatéral. Résection de la tête des premiers métatarsiens droit et gauche.

68 *Dame C..., 38 ans.* Grand prolapsus utéro-vaginal. Cure radicale par le procédé du Docteur Bouilly.

69 *I..., 3 ans.* Laryngite diphtérique. Trachéotomie.

70 *Dame X..., 30 ans.* Rétention placentaire. Curettage.

71 *G..., 4 ans.* Laryngite diphtérique. Trachéotomie.

Juin

72 *Demoiselle S..., 18 ans.* Ostéomyélite de l'extrémité inférieure du tibia gauche. Trépanation et évidement.

73 *L..., 5 ans.* Plaie étendue du front par éclat de verre. Suture.

74 *Dame R..., 48 ans.* Lipome de la face dorsale du pied gauche, à insertion périostique. Ablation.

75 *M..., 60 ans.* Panaris du pouce droit. Ablation de la seconde phalange.

76 *L..., 32 ans.* Fissure anale. Dilatation de l'anus.

77 *I..., 55 ans.* Hématocèle de la tunique vaginale. Résection.

78 *Dame X..., 40 ans.* Fibrome et salpingo-ovarite bilatérale. Laparotomie.

79 *Dame L..., 35 ans.* Endométrite hémorrhagique. Curettage.

80 *Dame G..., 30 ans.* Endométrite hémorrhagique. Curettage.

81 *Dame D..., 40 ans.* Ostéite fistulisée de la tête de l'humérus gauche. Résection de la tête humérale.

82 *Demoiselle N..., 10 ans.* Appendicite. Ablation de l'appendice. Appendice volumineux, piriforme, à contenu purulent.

83 *G..., 40 ans.* Hémorroïdes. Ablation.

84 *C..., 40 ans.* Gros hématome de la fesse. Ouverture, évacuation de la poche et drainage.

Juillet

85 *Dame C..., 45 ans.* Hygroma pré-rotulien. Ablation.

86 *S..., 45 ans.* Gros hématome de la fesse gauche. Ouverture, évacuation de la poche et drainage.

87 *V..., 13 ans.* Végétations adénoïdes. Curettage du naso-pharynx.

88 *Dame B..., 35 ans.* Salpingo-ovarite bilatérale. Laparotomie.

89 *N..., 22 ans.* Hydrocèle. Cure radicale.

90 *L..., 75 ans.* Epithélioma de la lèvre inférieure et adénite sous-maxillaire. Ablation de l'épithélioma et du ganglion dégénéré.

91 *Dame G..., 38 ans.* Arthropathies rhumatismales chroniques. Attitude vicieuse des deux jambes fléchies à l'extrême depuis quatre ans. Redressement sous chloroforme.

92 *Dame P..., 35 ans.* Fissure anale. Dilatation anale et cautérisation.

93 *Dame T..., 36 ans.* Infection puerpérale. Curettage.

94 *C..., 28 ans.* Appendicite. Ablation de l'appendice.

95 *X..., 30 ans.* Plaie pénétrante de poitrine intéressant le cul-de-sac pleural. Suture de la plèvre et de la peau. Bandage compressif. Guérison.

96 *Dame C..., 65 ans.* Adéno-sarcome du cou, développé dans le creux sus-claviculaire du côté gauche. Ablation. La veine sous-clavière est envahie par la tumeur. Résection de cinq centimètres de cette veine. L'ouverture du segment veineux et l'examen des parois montrent que, sur un point, l'endoveine présente une solution de continuité ; à ce niveau, les cellules cancéreuses devaient s'échapper, puis être entraînées par la circulation. Suites favorables pendant quelques jours. Mort au huitième jour, de cause indéterminée.

97 *Dame B..., 40 ans.* Carcinome du corps de l'utérus. Laparotomie. Il existe aussi un kyste para-ovarique d'origine péritonéale.

Août

98 *V..., 10 ans.* Fragment d'aiguille dans la main. Ablation.

99 *H..., 12 ans.* Végétations adénoïdes. Curettage du naso-pharynx.

100 *J..., 13 ans.* Fistule anale.

101 *B..., 32 ans.* Ecrasement de deux doigts de la main droite. Amputation et restaurations diverses.

102 *Dame M..., 28 ans.* Ankylose du genou gauche. Mobilisation sous chloroforme.

103 *Demoiselle N..., 23 ans.* Kyste synovial de la tabatière anatomique de la main droite. Ablation.

104 *Dame F..., 30 ans.* Kyste hématique de l'ovaire droit, ovarite scléreuse gauche, adhérences épiploïques nombreuses. Laparotomie.

105 *Dame B..., 25 ans.* Fibrome de l'utérus. Laparotomie.

106 *Dame B..., 35 ans.* Polype fibreux de l'utérus. Ablation par voie vaginale.

107 *Dame F..., 45 ans.* Carcinome du sein droit. Ablation du carcinome et des ganglions axillaires.

108 *Dame X..., 32 ans.* Infection puerpérale. Curettage de l'utérus.

109 *Dame D..., 40 ans.* Fibrome de l'utérus. Hystérectomie par voie abdominale.

110 *Dame X..., 38 ans.* Péritonite enkystée à contenu séro-fibrineux et de nature tuberculeuse probable. Laparotomie.

111 *Dame X..., 35 ans.* Infection puerpérale. Curettage de l'utérus.

112 *S..., 6 ans.* Phimosis.

113 *M..., 50 ans.* Ptérygion.

114 *Dame L..., 30 ans.* Endométrite hémorrhagique. Curettage.

115 *Dame G..., 30 ans.* Endométrite hémorrhagique. Curettage.

116 *Dame L..., 32 ans.* Infection puerpérale, rétention placentaire. Curettage de l'utérus.

Septembre

117 *G..., 10 ans.* Végétations adénoïdes. Curettage du naso-pharynx.

118 *B..., 11 ans.* Végétations adénoïdes. Curettage du naso-pharynx.

119 *B..., 25 ans.* Plaie pénétrante de poitrine. Suture de la plaie cutanée. Bandage compressif. Guérison.

120 *Dame D..., 24 ans.* Endométrite hémorrhagique. Curettage.

121 *S..., 40 ans.* Arthrite suppurée du genou gauche. Arthrotomie, layage du genou, drainage.

122 *Dame M..., 87 ans.* Rupture d'une volumineuse hernie ombilicale dans un effort de défécation. Issue de vingt centimètres d'intestin grêle. Désinfection et réduction du segment intestinal. Cure radicale de la hernie. Le sac herniaire, à diverticules multiples, contenait, avec des anses grêles et de l'épiploon, le cœcum et l'appendice. L'opération, faite à domicile, n'a pu être pratiquée que huit heures après l'accident. Suites immédiates favorables, mais apparition, au cinquième jour, de phénomènes de congestion pulmonaire qui ont emporté la malade, atteinte depuis longtemps d'emphysème.

123 *Dame W..., 30 ans.* Rétention placentaire. Curettage de l'utérus.

124 *M..., 60 ans.* Epithélioma de la joue. Ablation (cocaïne).

125 *P..., 50 ans.* Etranglement herniaire. Kélotomie.

126 *Dame N..., 32 ans.* Rétention placentaire. Curettage de l'utérus.

127 *Dame L..., 30 ans.* Rétention placentaire. Curettage de l'utérus.

128 *Demoiselle C..., 22 ans.* Otite moyenne suppurée. Trépanation de la mastoïde et ouverture de la caisse.

Octobre

129 *Demoiselle F..., 18 ans.* Péritonite purulente d'origine appendiculaire, constituant une collection remontant jusqu'à l'ombilic, remplissant la cavité pelvienne et ouverte dans le rectum. Drainage abdominal. L'ablation de l'appendice a été effectuée postérieurement.

130 *Dame H..., 32 ans.* Fibrome de l'utérus. Laparotomie.

131 *B..., 5 ans*. Ostéite du maxillaire inférieur en rapport avec l'évolution dentaire. Nécrose partielle. Extraction d'un nouveau séquestre. Enfant déjà opéré en avril.

132 *P..., 12 ans*. Kyste de la paupière supérieure. Ablation.

133 *C..., 38 ans*. Plaie très étendue du bras gauche. Restauration et suture partielle.

134 *M..., 40 ans*. Plaie de la face dorsale de la main droite, section du tendon extenseur du médius. Sutures tendineuse et cutanée.

135 *Dame B..., 45 ans*. Hernie inguinale bilatérale. Double cure radicale.

136 *Dame P..., 37 ans*. Salpingo-ovarite bilatérale. Laparotomie.

137 *M..., 50 ans*. Mal perforant plantaire et ostéite. Excision et curettage.

138 *H..., 46 ans*. Ecrasement de l'extrémité du médius droit. Ablation de la phalangette.

139 *L..., 12 ans*. Polypes du nez. Ablation.

140 *B..., 14 ans*. Péritonite d'origine appendiculaire. Laparotomie, drainage. Mort.

Novembre

141 *L..., 12 ans*. Végétations adénoïdes. Curettage du naso-pharynx.

142 *J..., 8 mois*. Fistule anale.

143 *Dame Ch..., 42 ans*. Carcinome du sein gauche et ganglions dans l'aisselle. Ablation du carcinome et des ganglions.

144 *R.., 21 ans*. Phlegmon de l'aisselle. Incision et drainage.

145 *P..., 50 ans*. Polypes du nez. Ablation.

146 *G..., 35 ans*. Abcès tubéreux de l'aisselle.

147 *T..., 25 ans.* Hernie inguinale gauche. Cure radicale.

148 *Dame Ch..., 56 ans.* Epithélioma du col utérin. Curettage de l'utérus et destruction du col par le thermocautère.

149 *Demoiselle C..., 22 ans.* Abcès sous-cutanés de la face interne de la cuisse gauche et du moignon de l'épaule droite. C'est la malade opérée pour abcès de l'oreille moyenne, observation n° 128. Septicémie et mort.

150 *L..., 13 ans.* Plaie profonde de la paume de la main droite ; section des tendons fléchisseurs du médius. Sutures tendineuses. Bon résultat.

Décembre

151 *C..., 37 ans.* Fracture de la rotule. Suture.

152 *Demoiselle M..., 19 ans.* Appendicite à froid. Ablation de l'appendice.

153 *Dame C..., 35 ans.* Tumeur blanche du genou gauche. Résection.

154 *Dame T..., 28 ans.* Adénome du sein droit et ganglions dans l'aisselle. Ablation de l'adénome et des ganglions.

155 *L..., 27 ans.* Hernie inguinale gauche et testicule correspondant en ectopie. Cure radicale et mise en place de la glande.

ANNÉE 1906

Janvier

1 *Dame M..., 29 ans.* Abcès de la face externe de la cuisse gauche d'origine articulaire (coxalgie), plusieurs fois ponctionné antérieurement. Ouverture, curettage des parois de la cavité, drainage.

2 *D..., 25 ans.* Abcès sus-hyoïdien d'origine dentaire. Incision, curettage, drainage.

3 *Dame Ch..., 65 ans.* Fracture bi-malléolaire droite, compliquée de plaie, avec forte subluxation du pied en dehors, saillie du tibia et ouverture de l'articulation. Résection osseuse partielle de l'extrémité inférieure du tibia, extraction de plusieurs fragments, toilette de la cavité articulaire, drainage, réduction de la fracture et appareil plâtré. Suites favorables. Bon résultat, malgré l'âge avancé de la blessée.

4 *D..., 24 ans.* Plaie par arme à feu ; main traversée par balle de revolver. Débridement de la plaie (orifice d'entrée, trajet, orifice de sortie). Aucune lésion du squelette ou des tendons. Sérum antitétanique. Guérison.

5 *B..., 13 ans.* Végétations adénoïdes. Curettage du naso-pharynx.

6 *Demoiselle H..., 14 ans.* Végétations adénoïdes. Curettage du naso-pharynx.

7 *Dame G..., 30 ans.* Salpingo-ovarite bilatérale. Laparotomie.

8 *Dame M..., 36 ans.* Fissure anale. Dilatation de l'anus.

9 *Dame X..., 27 ans.* Abcès de la joue droite d'origine dentaire, s'accompagnant d'un grand décollement, de dénudation de la face antérieure du maxillaire supérieur et d'une ouverture située immédiatement au-dessous de la paupière inférieure. Contre-ouverture par la cavité buccale; extraction des dents cariées ; drainage, grands lavages à l'eau oxygénée étendue.

10 *Demoiselle P..., 23 ans.* Kystes hydatiques du foie, qui est doublé de volume et dont le bord antérieur atteint le niveau de l'ombilic. Laparotomie par incision de Kehr. La surface convexe est régulière ; pas de kyste apparent ; ponction exploratrice positive. Nous abordons le foie par sa partie la plus saillante, avec le thermo-cautère et nous pénétrons en plein parenchyme ; parvenu à une profondeur de cinq à six centimètres, nous n'arrivons pas encore au contact de la poche. Nous pratiquons alors une ponction avec l'appareil Potain et nous retirons un demi-litre environ de liquide clair, caractéristique. Lavage de la cavité à l'eau formolée. Tamponnement de la plaie hépatique et drainage abdominal. Suites graves. Mort d'urémie aiguë le cinquième jour. Dans ce cas, il s'agissait d'une variété centrale à kystes multiples, sans doute indépendants, affection ancienne, ayant déterminé des altérations profondes du parenchyme. Consécutivement à l'intervention, la malade a présenté, non pas les signes ordinaires de l'intoxication hydatique, mais le tableau très net de l'urémie par insuffisance hépatique.

11 *Dame G...,* Panaris du pouce droit. Résection du corps et de l'extrémité inférieure de la phalange unguéale.

12 *B..., 38 ans.* Hernie inguinale gauche. Cure radicale.

13 *Demoiselle R..., 5 ans.* Kyste hydatique du bassin, développé dans l'abdomen et déterminant une voussure très accentuée de la paroi. L'attention avait été attirée par des phénomènes de réaction péritonéale et le diagnostic de kyste congénital avait été porté. Jamais d'urticaire. Laparotomie latérale, au niveau du flanc et de la fosse iliaque du côté droit, dans la région saillante et mate. Kyste adhérent, en particulier au cœcum et au colon ascendant qui sont libérés et rejetés en dedans. Il est luxé en dehors de la cavité abdominale, sans avoir été ponctionné. Recherche du pédicule qui se dirige du côté de l'ovaire droit, ovaire qui n'est pas vu. Ligature de ce pédicule et section au thermocautère. Drainage. Suites favorables ; à signaler l'élimination d'une partie du pédicule vers le huitième jour, élimination qui s'est accompagnée d'une éruption scarlatiniforme qui a duré quelques jours. Guérison complète. Aucune autre manifestation hydatique locale ou à distance depuis cette époque. Le kyste enlevé contenait un liquide clair (1.200 gr.), une vésicule mère et plusieurs vésicules filles ; il était en activité.

14 *Dame D..., 27 ans.* Prolapsus utéro-vaginal avec allongement hypertrophique du col et cystocèle. Cure radicale par le procédé du Docteur Bouilly.

Février

15 *Demoiselle M..., 15 ans.* Otite moyenne suppurée, ancienne, fistulisée, du côté gauche. Evidement pétro-mastoïdien.

16 *B..., 37 ans.* Hypospadias balanique. Restauration du canal de l'urèthre.

17 *Dame N..., 30 ans.* Synovite fongueuse de la face dorsale du poignet droit. Ablation.

18 *Dame C..., 45 ans.* Prolapsus utéro-vaginal avec allongement hypertrophique du col et cystocèle. Cure radicale par le procédé du Docteur Bouilly.

19 *V..., 28 ans.* Otorrhée ancienne. Evidement pétro-mastoïdien. Paralysie faciale secondaire, survenue trois semaines après l'intervention. Guérison complète trois mois plus tard.

20 *L..., 10 ans.* Végétations adénoïdes. Curettage du naso-pharynx.

21 *Dame L..., 40 ans.* Salpingo-ovarite bilatérale. Laparotomie.

22 *Dame V..., 42 ans.* Résection de la saphène gauche atteinte de phlébite variqueuse.

23 *Dame T..., 28 ans.* Tuberculose du sein droit. Ablation. Malade opérée précédemment pour adénome du même sein. La coupe de la pièce anatomique a permis de constater la présence de tubercules et de foyers caséeux.

23 bis *Demoiselle V..., 7 ans.* Otite moyenne suppurée ancienne. Evidement pétro-mastoïdien.

24 *Demoiselle M..., 8 ans.* Pseudarthrose du tibia gauche, à l'union du tiers moyen avec le tiers inférieur. Tibia spécifique, en lame de sabre. Excision du cal fibreux, avivement des extrémités osseuses et suture. Traitement interne intensif. Aucune consolidation.

25 *B..., 45 ans.* Hydrocèle. Cure radicale.

26 *N..., 32 ans.* Laryngite typhique. Dyspnée et tirage. Trachéotomie.

27 *Dame C..., 45 ans.* Malade de l'observation 18. Colpopérinéorraphie.

28 *L..., 13 ans.* Ostéite du calcanéum gauche et synovite rétro-calcanéenne. Evidement partiel de l'os.

29 *Demoiselle Z..., 20 ans.* Synovite fongueuse de la gaîne de l'index droit, symptomatique d'une ostéite de la première phalange de ce doigt. Résection de la gaîne synoviale.

30 *Dame X..., 40 ans.* Fibrome de l'utérus. Laparotomie.

Mars

31 *P..., 64 ans.* Epithélioma ulcéré, ayant envahi la région pré-auriculaire droite. Ablation.

32 *H..., 44 ans.* Appendicite à froid. Ablation de l'appendice.

33 *J..., 38 ans.* Ecrasement de l'auriculaire droit. Amputation.

34 *Dame L..., 30 ans.* Endométrite. Curettage de l'utérus.

35 *C..., 18 ans.* Fracture compliquée de l'humérus droit et septicémie (hématémèses, hémorrhagies intestinales, hématuries). Nous voyons le blessé pour la première fois quatre jours après l'accident, il est en pleine infection. Ouverture et nettoyage du foyer de la fracture. Mort.

36 *Demoiselle A..., 15 ans.* Ostéomyélite de l'extrémité inférieure du fémur gauche. Trépanation.

37 *Dame L..., 30 ans.* Salpingo-ovarite bilatérale. Laparotomie.

38 *Demoiselle R..., 14 ans.* Ostéomyélite du péroné droit à point de départ épiphysaire inférieur et devenue totale. Ablation de tout le péroné. Conservation du périoste, de l'insertion des muscles et du ligament latéral externe de l'articulation du genou ; le nerf sciatique poplité externe et ses branches terminales ont été respectés. Suites favorables. Un péroné nouveau s'est reformé ; seule, l'épiphyse inférieure a disparu, par suite de la destruction, par la suppuration, du périoste à ce niveau. Postérieurement, du fait de l'accroissement en longueur moins considérable pour le péroné que pour le tibia, il s'est produit une déviation du pied en valgus avec saillie de la malléole interne ; cette déviation a été corrigée par un appareil spécial que la jeune fille porte encore actuellement et qu'elle ne quittera que lorsque son ossification sera complète.

39 *Demoiselle J..., 25 ans.* Adénites cervicales. Ablation des ganglions.

40 *R..., 16 ans.* Paraphimosis. Circoncision.

41 *Dame R..., 29 ans.* Pyo-salpingite bilatérale et kyste hématique de l'ovaire gauche. Laparotomie. Tout le petit bassin est rempli et l'intestin adhère aux annexes de tous côtés. Ablation complète (supra-vaginale). Drainage à la Mickulicz.

Avril

42 *Dame W..., 45 ans*. Fibrome de l'utérus enclavé dans le bassin. Laparotomie. Fibrome gros comme les deux poings.

43 *Ch..., 2 ans*. Phimosis. Circoncision.

44 *G..., 12 ans*. Végétations adénoïdes. Curettage du naso-pharynx.

45 *Dame V..., 27 ans*. Kyste de l'ovaire droit. Laparotomie. Le kyste est du volume d'une tête d'enfant nouveau-né ; le pédicule est tordu (deux tours de spire); le petit bassin et, plus particulièrement, le cul-de-sac vesico-utérin sont remplis de sang ; cet hématome est enkysté grâce aux adhérences contractées avec les organes du voisinage, intestin, rectum, vessie. L'hémorrhagie pelvienne est la conséquence de la torsion du kyste, c'est son apparition, ainsi que les phénomènes de réaction pelvi-péritonéale que la présence du sang a déterminés, qui a attiré l'attention sur la malade ; cette malade n'avait jamais souffert auparavant. Suites favorables.

46 *P..., 46 ans*. Ostéite de la huitième côte droite et chondrite correspondante. L'extrémité antérieure de la côte est dénudée et il existe un foyer de mortification (ramollissement jaune), au niveau du cartilage. Ablation des parties malades et résection de cinq centimètres de la côte.

47 *R..., 9 ans*. Végétations adénoïdes. Curettage du nasopharynx. Hypertrophie de l'amygdale droite. Amygdalectomie.

48 *Dame R..., 29 ans*. C'est la malade de l'observation 41. Ouverture du cul-de-sac postérieur et établissement d'un drainage abdomino-pelvien, le drainage abdominal seul étant insuffisant.

49 *B..., 34 ans*. Plaie contuse des trois doigts médians de la main droite. Ablation de la phalangette du médius.

50 *Dame B..., 41 ans.* Fibrome de l'utérus. Laparotomie.

51 *Dame D..., 40 ans.* Annexite bilatérale, volumineuse ; abcès de l'ovaire gauche, adhérence à l'S iliaque. Laparotomie ; hystérectomie supra-vaginale. Drainage abdominal.

52 *R..., 36 ans.* Fracture compliquée de plaie du deuxième métacarpien gauche. Lésions tendineuses ; Anastomose entre l'extenseur commun et l'extenseur propre de l'index.

53 *Dame G..., 28 ans.* Abcès de la face antérieure de l'avant-bras gauche, abcès d'origine articulaire. Ouverture et drainage.

54 *Demoiselle M..., 15 ans.* Adénite sous-angulo-maxillaire gauche. Ablation du ganglion.

Mai

55 *P..., 10 ans.* Végétations adénoïdes. Curettage du naso-pharynx.

56 *Dame P..., 45 ans.* Ostéite du coccyx et de la partie inférieure du sacrum, fistule ano-rectale et infiltration des échancrures sciatiques. Résection.

57 *Dame R..., 32 ans.* Abcès du sein gauche. Ouverture, contre-ouverture dans le sillon sous-mammaire. Drainage.

58 *T..., 10 ans.* Enchondrome de la face postérieure du calcanéum gauche. Ablation.

59 *Dame M..., 39 ans.* Sinusite frontale droite, constituant une cavité considérable développée dans l'orbite et propulsant le globe oculaire. Débridement vertical sur la bosse frontale ; résection de l'arcade ; ouverture large des deux sinus. Drainage par l'apophyse orbitaire externe et par la fosse nasale correspondante.

60 *C..., 45 ans.* Kyste séreux de la patte d'oie (membre inférieur droit). Ablation.

61 *B..., 2 ans.* Végétations adénoïdes. Curettage du naso-pharynx.

62 *D..., 34 ans.* Angiome de la lèvre inférieure. Ablation.

63 *B..., 40 ans.* Gros hématome pré-rotulien, d'origine traumatique. Ouverture et évacuation de la poche. Drainage.

64 *R..., 5 ans.* Hypospadias avec prépuce exubérant. Résection d'une partie du fourreau de la verge. La cure de l'hypospadias sera exécutée dans un second temps.

65 *Dame J..., 45 ans.* Endométrite (muqueuse dégénérée et suspecte). Curettage. Depuis cette époque, rien de spécial n'a été noté.

66 *F..., 15 ans.* Section d'un tendon extenseur des doigts. Suture tendineuse.

Juin

67 *Demoiselle A..., 10 ans.* Végétations adénoïdes. Curettage du naso-pharynx.

68 *Dame C..., 35 ans.* Malade qui a subi, pour arthrite fongueuse, la résection du genou. Curettage des trajets correspondant au drainage.

69 *C..., 50 ans.* Abcès du mollet gauche et panaris de l'index droit. Incisions.

70 *Dame C..., 41 ans.* Cholécystite suppurée. Ictère. Infection. Laparotomie. Incision de Kehr. Ablation de la vésicule. Celle-ci est remplie de petits calculs et de pus. Drainage des voies biliaires. Suites favorables. Chute de la température. L'écoulement de la bile persiste par la plaie abdominale pendant un mois environ. Guérison complète.

71 *De F..., 35 ans.* Polype muqueux de la joue. Ablation.

72 *P..., 64 ans.* Epithélioma récidivé ; c'est le malade de l'observation 31. Ablation de l'oreille externe, de la plus grande partie de la parotide et des ganglions voisins.

73 *L..., 18 ans.* Kyste du cordon. Ligature et ablation du sac. Un point de suture sur les piliers de l'orifice externe du canal inguinal.

74 *H..., 30 ans.* Corps étrangers du conduit de l'oreille droite. Ce sont des graines pourvues de barbes longues, rigides et acérées (fenasse). Perforation du tympan et lésions des parois du conduit.

75 *P..., 46 ans.* Ostéites costales multiples. Nouvelles résections. Malade de l'observation 46 Guérison.

76 *Dame B..., 42 ans.* Fibrome et annexite bilatérale. Cette malade a subi un curettage antérieurement. Laparotomie. Hystérectomie supra-vaginale et ablation des annexes.

77 *P..., 5 ans.* Ostéites du cubitus gauche et du deuxième métacarpien droit. Grattage.

78 *L..., 8 ans.* Rétraction tendineuse. Mobilisation.

79 *Dame B..., 60 ans.* Kyste de la fosse sus-amygdalienne gauche et de la partie voisine du voile du palais. Ablation au thermo-cautère.

80 *S..., 60 ans.* Gangrène de la jambe et du pied gauche (myocardite et artérite oblitérante). Amputation de la cuisse à la partie moyenne.

81 *T..., 28 ans.* Fracture bi-malléolaire compliquée de plaie, à gauche et fracture du calcanéum, à droite. Intervention à gauche. Double appareil plâtré.

82 *D..., 26 ans.* Ankyloses multiples, complètes ou incomplètes, d'origine rhumatismale. Mobilisation sous chloroforme.

83 *B..., 25 ans.* Fistule pleuro-cutanée du côté gauche du thorax, consécutive à un empyème ancien ; grande cavité pleurale. Estlander. Résection d'un segment — huit à dix centimètres — des septième, huitième et neuvième côtes. Curettage de la poche, grattage de la plèvre viscérale ; drainage. Guérison après deux mois.

Juillet

84 *G..., 26 ans.* Section du tendon long extenseur du pouce droit. Suture tendineuse.

85 *Demoiselle J..., 22 ans.* Appendicite à froid. Ablation de l'appendice. Appendice recourbé en cor de chasse et très adhérent.

86 *Dame H..., 37 ans.* Hernie inguinale gauche. Cure radicale.

87 *J..., 12 ans.* Fracture de la cuisse gauche et d'un métatarsien du pied du même côté. Réduction sous chloroforme et pose d'un grand appareil plâtré comprenant le membre inférieur gauche et le bassin. Guérison sans raccourcissement.

88 *C..., 21 ans.* Pseudarthrose de la diaphyse humérale droite, à la partie moyenne, consécutive à une fracture compliquée de plaie, survenue cinq mois auparavant. Sujet présentant une certaine fragilité du squelette et un état général médiocre. Intervention. Absence complète d'ossification ; présence de tissu fibreux et d'une épine osseuse interposée entre les fragments et s'opposant à la coaptation. Résection des extrémités ; suture au fil d'argent ; suture du périoste. Drainage. Nerf radial intact. Suites favorables ; réaction locale assez vive, tuméfaction progressive de l'os au niveau de la suture ; formation d'un cal. Le trajet correspondant au drainage ne se ferme que lentement, il est entretenu par le fil métallique. Aussi, pratiquons-nous l'ablation de la partie accessible de ce fil. La guérison définitive est obtenue avec un humérus solide, ainsi qu'on pourra le constater sur la reproduction radiographique figurant sur l'album.

89 *D..., 59 ans.* Fracture par enfoncement de la voûte du crâne, survenue dix jours auparavant. Hémiplégie gauche. Trépanation. Déchirure de la dure-mère et foyer d'attrition cérébrale au niveau de la partie supérieure du sillon de Rolando, mesurant superficiellement quatre sur cinq centimètres et s'étendant à une profondeur de six à sept centimètres. La matière cérébrale est ramollie et liquéfiée par places et se trouve entraînée par simple lavage. Drainage. L'intervention n'a apporté aucun changement dans l'état du blessé. Il est resté paralysé, car la lésion cérébrale était définitive. Il est mort un mois plus tard. Observation intéressante qui montre la gravité spéciale d'un traumatisme crânien chez un sujet déjà âgé, atteint d'artério-sclérose ; dans les cas de ce genre, il se produit de la nécrobiose cérébrale qu'il est impossible d'éviter, même dans les régions voisines du foyer qui n'ont pas été touchées directement par l'objet vulnérant.

90 *M..., 10 ans.* Genu-valgum gauche. Ostéotomie au lieu d'élection. Appareil plâtré.

91 *H..., 16 ans.* Adénite cervicale. Ablation du ganglion.

92 *Demoiselle L..., 12 ans.* Végétations adénoïdes. Curettage du naso-pharynx.

93 *T..., nouveau-né.* Imperforation ano-rectale. Le gros intestin se termine en cul-de-sac dilaté dans la fosse iliaque gauche. La fossette anale est conique, profonde de deux centimètres. Anus iliaque. L'enfant vit, il est âgé actuellement de six ans.

94 *D..., 13 ans.* Végétations adénoïdes. Curettage du naso-pharynx.

95 *B..., 9 ans.* Végétations adénoïdes. Curettage du naso-pharynx.

96 *G..., 8 ans.* Coxalgie. Appareil plâtré.

97 *J..., 7 ans.* Végétations adénoïdes. Curettage du naso-pharynx.

Août

98 *Demoiselle R..., 20 ans.* Petit fibrome du sein gauche. Ablation.

99 *P..., 40 ans.* Mal perforant plantaire (pied droit) ; l'ulcération s'étend sur la face externe et la face supérieure de la première phalange du troisième orteil. Lésions d'ostéite. Désarticulation de l'orteil.

100 *Dame A..., 42 ans.* Abcès du sein gauche. Ouverture.

101 *Ch..., 17 ans.* Fracture de la rotule gauche, division de l'os en plusieurs fragments. Cerclage, restauration des ligaments et de la capsule.

102 *Dame V..., 38 ans.* Tuberculose du sein gauche, suppuration étendue. Ablation.

103 *B..., 8 ans.* Genu-valgum. Appareil silicaté appliqué sous chloroforme.

104 *Dame E..., 44 ans.* Fibrome de l'utérus. Laparotomie.

105 *G..., 10 ans.* Fracture des deux os de l'avant-bras gauche. Réduction sous chloroforme. Appareil plâtré.

106 *Dame L..., 50 ans.* Hémorroïdes.

107 *Demoiselle P..., 31 ans.* Ovarite bilatérale. Laparotomie. Mort de dilatation aiguë de l'estomac et du duodénum le quatrième jour.

108 *D..., 33 ans.* Saillie exagérée du cal au niveau de la clavicule droite anciennement fracturée. Résection d'une partie du cal.

109 *L..., 34 ans.* Hémorroïdes.

110 *Dame C..., 39 ans.* Fibrome et ovarite bilatérale. Laparotomie.

Septembre

111 *S..., 9 ans.* Végétations adénoïdes. Curettage du naso-pharynx.

112 *B..., 20 ans.* Appendicite à froid. Ablation de l'appendice qui est fixé à la paroi abdominale postérieure et qui fortement coudé.

113 *G..., 11 ans.* Végétations adénoïdes. Curettage du naso-pharynx.

114 *Dame M..., 45 ans.* Carcinome du sein gauche, adénites axillaires. Ablation de la tumeur et des ganglions. Grande vascularisation, difficultés de l'hémostase. Suites favorables.

115 *P..., 40 ans.* Ablation de petits séquestres.

Octobre

116 *C..., 18 ans.* Balle de révolver dans la main gauche. Extraction. Sérum antitétanique.

117 *T..., 46 ans.* Hernie inguinale gauche. Cure radicale.

118 *G..., 27 ans.* Hernie inguinale bilatérale. Double cure radicale.

119 *M..., 10 ans.* Végétations adénoïdes. Curettage du naso-pharynx.

120 *Dame C..., 65 ans.* Ablation de petits séquestres. C'est la malade de l'observation 3. Guérison.

121 *Dame L..., 50 ans.* Luxation antéro-interne de l'épaule droite. Réduction sous chloroforme.

122 *R..., 7 ans.* Végétations adénoïdes. Curettage du naso-pharynx.

123 *Dame D..., 54 ans.* Néoplasme volumineux du rein droit. Incision lombaire exploratrice.

124 *G..., 12 ans.* Végétations adénoïdes. Curettage du naso-pharynx.

125 *F..., 10 ans.* Phimosis. Circoncision.

126 *M..., 10 ans.* Hypertrophie des amygdales. Amygdalectomie par morcellement.

127 *Dame D..., 36 ans.* Volumineux pyo-salpinx gauche adhérant à la partie supérieure du rectum dans lequel il est fistulisé ; la malade rend du pus par l'anus, à intervalles réguliers. Affection ancienne, datant de trois années. Laparotomie. Hystérectomie totale et ablation des annexes. La perforation intestinale n'a pas été suturée. Drainages abdominal et vaginal. Suites très favorables. La malade guérit sans autre incident qu'un léger écoulement stercoral par le vagin, écoulement qui n'a duré qu'une semaine.

Novembre

128 *S..., 18 ans.* Hernie inguinale droite. Cure radicale.

129 *V..., 15 ans.* Coxalgie. Appareil plâtré.

130 *L..., 30 ans.* Kyste dermoïde de la région pre-auriculaire et parotidienne du côté gauche. Ablation.

131 *D..., 40 ans.* Section de l'artère radiale, du côté gauche, au niveau du poignet. Ligature.

132 *D..., 7 ans.* Végétations adénoïdes. Curettâge du naso-pharynx.

133 *Dame G..., 32 ans.* Kyste congénital muqueux de la région thyro-hyoïdienne, fistulisé au niveau de la base de la langue. Ablation ; le pédicule s'insérait sur l'os hyoïde.

134 *Dame L..., 30 ans.* Rein droit mobile. Néphropexie. L'organe est fixé à la dernière côte.

135 *Dame C..., 26 ans.* Ganglions du cou dégénérés. Ablation.

Décembre

136 *Dame C..., 44 ans.* Epithélioma étendu du col utérin. Curettage et destruction au thermo-cautère.

137 *M..., 14 ans.* Eperon de la cloison des fosses nasales. Résection.

138 *D..., 60 ans.* Récidive d'épithélioma de la lèvre inférieure. Malade opéré pour la première fois en février 1905. Intervention nouvelle. Nouvelle récidive huit mois plus tard.

139 *V..., 27 ans.* Fracture de jambe. Réduction et appareil plâtré sous chloroforme.

140 *L..., 66 ans.* Epithélioma de la lèvre inférieure. Ablation.

141 *Dame M..., 50 ans.* Enorme carcinome du sein droit et adénites axillaires. Ablation de la tumeur et des ganglions.

142 *Demoiselle L..., 12 ans.* Pleurésie purulente du côté gauche. Thoracotomie. Résection costale. Drainage. La cavité pleurale contenait deux litres de liquide. Six semaines plus tard, elle n'admettait plus que cent centimètres cubes. Guérison complète avec un certain degré de rétraction thoracique. Gymnastique respiratoire. Résultat très satisfaisant.

143 *Dame M..., 37 ans.* Salpingo-ovarite bilatérale. Laparotomie.

144 *Demoiselle D..., 20 ans.* Exostose de la clavicule droite. Résection.

145 *Dame H..., 27 ans.* Kyste hydatique de l'aisselle gauche, déjà ponctionné antérieurement par le médecin traitant. Ablation. Le kyste contenait un liquide louche avec fragments de vésicules.

ANNÉE 1907

Janvier

1 *C..., 14 ans.* Végétations adénoïdes. Curettage du naso-pharynx.

2 *L..., 38 ans.* Petit kyste sébacé de la face. Ablation.

3 *F..., 11 ans.* Hernie et hydrocèle congénitales du côté droit. Cure radicale.

4 *P..., 12 ans.* Coxalgie. Appareil plâtré appliqué sous chloroforme.

5 *Dame M..., 37 ans.* Malade opérée dix années auparavant pour prolapsus utéro-vaginal (colpo-périnéorraphie). Actuellement, récidive, prolapsus considérable. Amputation du col ; résections vaginales étendues, colporraphies antérieure et postérieure, colpo-périnéorraphie. Bon résultat, qui s'est maintenu depuis cette époque, malgré un accouchement entre temps.

6 *Dame M..., 38 ans.* Amputation de l'index gauche pour ostéite des phalanges.

7 *Dame C..., 30 ans.* Salpingo-ovarite bilatérale et métrite ancienne. Ablation des annexes et hystérectomie supra-vaginale.

8 *P..., 20 ans.* Adénites de l'aisselle, symptomatiques d'une tumeur blanche du poignet droit. Ablation des ganglions ; immobilisation du poignet dans une gouttière plâtrée.

9 *M..., 38 ans.* Hémorroïdes.

10 *B..., 34 ans.* Accident. Main gauche écrasée. Amputation des deux dernières phalanges de tous les doigts de la main, sauf le pouce.

10 bis *Demoiselle D...., 20 ans.* Adéno-fibrome du sein gauche, en voie de dégénérescence. Ablation du sein par incision extra et sous-mammaire.

Février

11 *R..., 36 ans.* Hémorroïdes.

12 *C..., 40 ans.* Hernie ombilicale. Cure radicale.

13 *Dame D..., 38 ans.* Affection organique de l'estomac. Laparatomie exploratrice.

14 *A..., 30 ans.* Kyste de la paupière supérieure. Ablation.

15 *Dame P..., 54 ans.* Luxation sous-coracoïdienne de l'épaule gauche, datant de deux mois. Réduction sous chloroforme.

16 *Dame C..., 48 ans.* Gros fibrome de l'utérus. Laparotomie.

17 *L..., 35 ans.* Appendicite, abcès de la fosse iliaque. Ouverture de l'abcès, ablation de l'appendice, drainage de la cavité.

Mars

18 *Dame F..., 29 ans.* Dysménorrhée. Dilatation et curettage de l'utérus.

19 *B..., 10 ans.* Végétations adénoïdes.

20 *Dame C.., 42 ans.* Hémorroïdes et fissure anale.

21 *Dame J..., 38 ans.* Endométrite et hémorrhagies par rétention placentaire. Curettage de l'utérus.

22 *Dame B..., 29 ans.* Hernie inguinale droite. Cure radicale.

23 *Dame X..., 36 ans.* Rétention placentaire. Curettage.

24 *M..., 11 ans.* Végétations adénoïdes.

25 *R..., 9 ans.* Fracture du coude gauche et déplacement en arrière. Réduction et pose d'un appareil plâtré sous chloroforme.

26 *Dame M..., 37 ans.* Hygroma pré-rotulien du côté gauche. Ablation.

27 *Demoiselle M..., 19 ans.* Hypertrophie des amygdales. Amygdalectomie.

28 *Dame P..., 60 ans.* Prolapsus utéro-vaginal avec extériorisation complète de la matrice. Hystérectomie vaginale, résections vaginales antérieure et postérieure étendues, colporraphies et colpo-périnéorraphie.

29 *P..., 44 ans.* Appendicite à froid. Laparotomie et ablation de l'appendice.

30 *S..., 12 ans.* Cicatrice hypertrophique et kyste de la face postérieure de l'épaule droite. Ablation.

31 *D..., 3 ans.* Pleurésie purulente interlobaire du côté droit (entre le lobe supérieur et le lobe moyen du poumon). Résection d'un petit fragment costal, ouverture de la poche, lavage, drainage. Guérison sans incident.

31 bis *P..., 39 ans.* Luxation du coude en arrière, réduction sous chloroforme.

Avril

32 *Dame L..., 32 ans.* Salpingo-ovarite bilatérale ancienne et lésions de métrite et de périmétrite. Laparotomie ; hystérectomie supra-vaginale et ablation des annexes.

33 *C..., 12 ans.* Kyste de la face dorsale de la langue, à trois centimètres de la pointe et à un centimètre à gauche de la ligne médiane. Ablation sous-muqueuse, capitonnage de la cavité, suture muqueuse.

34 *Dame L..., 50 ans.* Gros polype sphacélé de l'utérus, en migration dans le vagin. Hémisections antérieure et postérieure du col. Extraction du polype, section du pédicule, cautérisation de la surface d'implantation et curettage de la cavité utérine.

35 *B..., 57 ans.* Kyste de la paupière supérieure. Ablation.

36 *Demoiselle S..., 2 ans.* Luxation congénitale de la hanche droite. Raccourcissement de deux centimètres et demi. Réduction sous chloroforme et pose d'un appareil plâtré (premier temps de la méthode de Lorenz).

37 *Dame K..., 29 ans.* Petit fibrome sur utérus gravide (5 mois), fibrome en voie d'accroissement. Ablation. Suture de la matrice. La grossesse a suivi son cours normal et l'accouchement s'est effectué à terme, sans incident.

38 *R..., 10 ans.* Végétations adénoïdes.

39 *Dame L..., 40 ans.* Prolapsus utéro-vaginal. Cure radicale.

Mai

40 *F..., 6 ans.* Végétations adénoïdes.

41 *G..., 8 ans.* Végétations adénoïdes.

42 *Dame L..., 55 ans.* Hernie crurale des deux côtés. Double cure radicale.

43 *Dame B..., 35 ans.* Tumeur kystique de la glande sous-maxillaire gauche. Ablation.

43 bis *Demoiselle P..., 25 ans.* Adénite cervicale suppurée.

Juin

44 *B..., 11 ans.* Végétations adénoïdes.

45 *C..., 12 ans.* Hernie inguinale gauche, ectopie du testicule à droite. Cure radicale, d'un côté, et, de l'autre, descente de la glande et mise en place dans la bourse correspondante.

46 *L..., 12 ans.* Abcès de la fosse iliaque droite d'origine appendiculaire. Laparotom_e, ouverture du foyer.

47 *A..., 9 ans.* Végétations adénoïdes et phimosis chez un enfant atteint d'incontinence nocturne d'urine. Circoncision et curettage du naso-pharynx ; l'incontinence disparaît.

48 *Dame G..., 37 ans.* Hernie inguinale gauche. Cure radicale.

49 *Dame S..., 40 ans.* Ganglions cervicaux dégénérés. Ablation.

50 *L..., 8 ans.* Végétations adénoïdes.

51 *L..., 12 ans.* Ganglions suppurés du cou.

52 *R..., 44 ans.* Ecrasement de la main gauche. Amputation de l'annulaire et de l'auriculaire.

53 *Demoiselle G..., 18 ans.* Dysménorrhée. Dilatation utérine.

54 *M..., 48 ans.* Kyste synovial du poignet. Ablation.

55 *D..., 50 ans.* Hernie inguinale droite étranglée. Sujet atteint de gastrite ulcéreuse d'origine alcoolique. Mort d'hématémèses le sixième jour.

Juillet

56 *Dame L..., 30 ans.* Rétention placentaire. Curettage de l'utérus.

56 bis *D..., 58 ans.* Hydarthrose du genou droit. Ponction et compression.

56 ter *Dame N..., 29 ans.* Ganglion suppuré du cou.

57 *D..., 37 ans.* Ecrasement du médius droit. Amputation.

58 *Demoiselle P..., 29 ans.* Ostéomyélite prolongée de l'humérus gauche datant de l'enfance. Humérus soudé avec le radius et le cubitus. Au tiers supérieur, l'extrémité d'un long séquestre fait une saillie de plusieurs centimètres. Cette jeune fille a pu vivre avec cette pénible affection à l'insu des membres de sa famille, et c'est la perspective d'un mariage qui l'a décidée à venir me consulter. Extraction du séquestre ; longueur : dix centimètres. Ce n'est autre chose que la diaphyse humérale mortifiée. Suites favorables. Un nouvel os, irrégulier, se reforme progressivement. Aujourd'hui, guérison complète. Observation très intéressante, qui montre la tolérance de l'organisme dans ce cas d'ostéomyélite prolongée, dont le début remontait à vingt ans. (Voir radiographie.)

59 *P..., 10 ans.* Végétations adénoïdes.

60 *Dame H..., 52 ans.* Carcinome du sein droit et ganglions de l'aisselle. Ablation de la tumeur et nettoyage de l'aisselle.

61 *Dame B..., 42 ans.* Volumineuse hernie ombilicale. Cure radicale. Cette malade est décédée l'année suivante, en présentant des phénomènes d'étranglement interne.

62 *P..., 21 ans.* Carie du maxillaire inférieur, face interne, au niveau du menton, carie symptomatique de lésions dentaires.

63 *S..., 42 ans.* Enorme hernie inguinale gauche descendant jusqu'à mi-cuisse, mesurant soixante-quinze centimètres de pourtour dans le sens transversal et cinquante-sept dans le sens antéro-postérieur. Cette hernie détermine des accidents d'occlusion. Intervention. Incision de quarante-cinq centimètres, commencée à la partie inférieure de la hernie et se terminant à quinze centimètres au-dessus de l'arcade, suivant la direction de la crête iliaque. Le sac contient de l'intestin grêle et du gros intestin, ce dernier, en partie, descendu par glissement. Les anses sont agglutinées et il existe un certain nombre d'abcès. Nous procédons à un nettoyage et à une désinfection le plus rigoureusement possible. Ensuite, nous tentons la réduction de la masse. Cette réduction ne peut être obtenue qu'en mettant l'opéré dans la position renversée et en désinsérant le mésocolon ilio-pelvien. Résection du sac ; fermeture de la trouée herniaire ; réfection de la paroi. Un large drainage est établi à la partie inférieure de la cavité abdominale, au-dessus de l'arcade, en regard de la masse intestinale réduite ; un autre drainage à la partie inférieure des bourses. Suites : anurie et mort le troisième jour. Il s'agissait d'un cas particulièrement grave, non seulement en raison du volume considérable de la hernie chez un individu gros, ayant de mauvais reins, (l'analyse des urines, faite avant l'intervention, avait révélé la présence d'une certaine quantité d'albumine), mais encore, et surtout, à cause de l'infection herniaire (péritonite dans le sac). L'ouverture de plusieurs anses menacées de sphacèle n'aurait donné aucun résultat ; plusieurs cas de ce genre ont été publiés et les opérés sont morts de péritonite généralisée. J'ai appliqué la méthode opératoire qui m'a semblé la plus rationnelle, mais l'existence des abcès, qu'il n'était pas possible de prévoir, modifiait le pronostic. Cette opération a, d'ailleurs, été pratiquée sur la volonté expresse du malade.

64 *B..., 5 ans.* Ostéomyélite de l'extrémité supérieure du tibia. Trépanation de l'os.

65 *G..., 30 ans.* Section du tendon extenseur de l'index gauche. Suture tendineuse.

66 *T..., 37 ans.* Petit hygroma de la paume de la main, déterminé par un corps étranger.

67 *Demoiselle S..., 2 ans.* C'est l'enfant atteinte de luxation congénitale de la hanche droite (observation précédente n° 36). Ablation du premier appareil plâtré ; le membre inférieur et amené dans la seconde position (méthode de Lorenz) et un nouvel appareil plâtré est appliqué.

68 *P..., 10 ans.* Coxalgie. Appareil plâtré appliqué sous chloroforme.

69 *Dame C..., 32 ans.* Hypertrophie des amygdales. Amygdalectomie.

70 *G..., 12 ans.* Végétations adénoïdes.

70 bis *D..., 11 ans.* Amygdalectomie.

70 ter *Dame R..., 30 ans.* Fragment d'aiguille dans la main droite. Ablation.

Août

71 *L..., 45 ans.* Appendicite à froid. Laparotomie; ablation de l'appendice.

72 *J..., 26 ans.* Hypospadias sous et juxta-balanique. Mise en place de la partie antérieure de l'urèthre après transfixion du gland.

73 *Dame P..., 34 ans.* Hémorroïdes.

74 *Demoiselle S..., 12 ans.* Végétations adénoïdes.

75 *Demoiselle P..., 10 ans.* Végétations adénoïdes.

76 *Demoiselle D..., 11 ans.* Végétations adénoïdes.

77 *Demoiselle C..., 6 ans.* Luxation congénitale de la hanche. Raccourcissement : 3 centimètres et demi. Réduction. Mise en place du premier appareil plâtré.

78 *Dame C..., 48 ans.* Carcinome du sein gauche et ganglions axillaires dégénérés. Ablation de la tumeur et des ganglions.

79 *P..., 9 ans.* Fracture du coude et déplacement en arrière. Réduction et pose d'appareil plâtré sous chloroforme.

80 *Dame R..., 45 ans.* Vaste plaie de la face dorsale du pied droit et du cou-de-pied, avec sphacèle et fusées lymphangitiques et phlegmoneuses dans la jambe. Nettoyage, ouverture des foyers, drainage.

Septembre

81 *Demoiselle J..., 8 ans.* Végétations adénoïdes.

82 *Demoiselle P..., 14 ans.* Fracture du coude. Réduction sous chloroforme.

83 *Demoiselle C..., 25 ans.* Fissure de l'anus. Dilatation.

84 *Dame L..., 35 ans.* Prolapsus utéro-vaginal avec allongement hypertrophique du col. Amputation du col, résections vaginales et colpo-périnéorraphie.

85 *Demoiselle B..., 12 ans.* Végétations adénoïdes.

86 *Dame G..., 40 ans.* Fragment d'aiguille dans l'éminence hypothénar; situation profonde, au devant du quatrième métacarpien. Ablation.

87 *Dame D..., 30 ans.* Métrite. Dilatation. Curettage.

88 *Demoiselle M..., 20 ans.* Dysménorrhée. Dilatation utérine.

89 *L..., 9 ans.* Végétations adénoïdes.

90 *Demoiselle D..., 18 ans.* Hernie inguinale gauche. Cure radicale.

91 *Demoiselle D..., 16 ans.* Sœur de la précédente. Hernie inguinale gauche. Cure radicale.

92 *Demoiselle P..., 18 ans.* Ganglion suppuré du cou.

93 *Dame R..., 40 ans.* Fibrome de l'utérus. Laparotomie.

94 *C..., 52 ans.* Testicule tuberculeux. Castration.

95 *S..., 37 ans.* Résection de la saphène interne du côté droit.

96 *B..., 10 ans.* Végétations adénoïdes et grosses amygdales.

Octobre

97 *P..., 12 ans.* Raideurs du coude droit. Mobilisation sous chloroforme.

98 *Dame C..., 32 ans.* Polype muqueux de l'utérus. Ablation.

99 *P..., 58 ans.* Kyste sébacé du cuir chevelu.

100 *M..., 11 ans.* Végétations adénoïdes.

101 *S..., 34 ans.* Luxation en arrière et en haut de la deuxième phalange sur la première de l'annulaire droit. Réduction.

102 *G..., 13 ans.* Végétations adénoïdes et grosses amygdales.

103 *Dame V...*, *72 ans*. Hernie inguinale droite, provoquant des accidents et difficilement maintenue par un bandage. Cure radicale.

104 *Dame B...*, *27 ans*. Incision d'un abcès de la face dorsale de la main droite.

105 *Dame C...*, *31 ans*. Incision d'un phlegmon de la main gauche.

106 *Demoiselle P...*, *18 ans*. Kyste du poignet gauche. Ablation.

107 *Demoiselle F...*, *17 ans*. Amygdalectomie.

108 *G...*, *12 ans*. Appendicite ayant déterminé des phénomènes péritonéaux graves. Temporisation. Le malade est opéré à froid. Ablation de l'appendice. Guérison.

109 *Demoiselle M...*, *14 ans*. Végétations adénoïdes.

110 *Demoiselle M...*, *15 ans*. Grosses amygdales.

111 *Dame L...*, *25 ans*. Adéno-fibrome kystique du sein gauche. Ablation par incision sous-mammaire.

112 *Demoiselle V...*, *15 ans*. Appendicite à froid. Ablation de l'appendice.

113 *Dame J...*, *48 ans*. Polype du méat urinaire. Ablation.

Novembre

114 *P...*, *40 ans*. Hémorroïdes.

115 *L...*, *32 ans*. Hygroma pré-rotulien.

116 *Dame V...*, *72 ans*. C'est la malade de l'observation précédente n° 103. Hernie inguinale gauche, moins volumineuse que la droite. Cure radicale.

117 *Demoiselle R...*, *9 ans*. Végétations adénoïdes.

118 *Dame H...*, *32 ans*. Endométrite ancienne. Dilatation et curettage de l'utérus.

119 *Demoiselle H...*, *10 ans*. Végétations adénoïdes.

120 *Demoiselle F...*, *16 ans*. Hypertrophie des amygdales.

121 *Dame J..., 42 ans.* Hypertrophie d'une amygdale.

122 *Demoiselle S...,* Luxation congénitale de la hanche droite. Pose d'un troisième appareil plâtré.

123 *Demoiselle F..., 17 ans.* Petit kyste suppuré de la joue gauche.

124 *Dame C..., 50 ans.* Prolapsus utéro-vaginal. Cure radicale.

125 *Dame R..., 52 ans.* Gros polype fibreux de l'utérus. Ablation par les voïes naturelles.

126 *Demoiselle C.., 5 ans.* Luxation congénitale de la hanche gauche. Raccourcissement : 3 centimètres.

127 *Dame G..., 48 ans.* Carcinome du sein droit (récidive) ayant envahi toute la région ; les ganglions de l'aisselle, rétro-pectoraux, sous et sus-claviculaires sont pris en bloc et constituent une masse qui soulève les muscles et comprime vaisseaux et nerfs. Ablation, aussi complète que possible, des parties malades ou suspectes, après résection de la clavicule. La veine axillaire était réduite à un simple cordon. Le résultat immédiat a été satisfaisant. La malade a survécu six mois et sa mort doit être attribuée, non à une récidive locale, mais à un état progressivement croissant d'intoxication et de déchéance organique, qui étaient manifestes avant l'intervention, cette intervention ayant été pratiquée trop tardivement.

Décembre

128 *H..., 56 ans.* Epithélioma de la vessie. Cystotomie sus-pubienne. Le néoplasme est situé sur la face latérale droite de l'organe à peu de distance du bas-fond et de la base de la prostate : dimensions : un peu plus large qu'une pièce de deux francs. Ablation au thermo-cautère. De propos délibéré, nous laissons un méat hypogastrique ; le malade sort guéri au bout de quelques semaines, il porte un appareil. Il a survécu deux années.

129 *B..., 4 ans.* Extraction d'un corps étranger de la narine gauche (petite pomme de terre).

130 *P..., 30 ans.* Synovite de l'avant-bras gauche (face antérieure). Ablation partielle de la gaîne des fléchisseurs.

131 *Demoiselle M..., 14 ans.* Luxation congénitale de la hanche gauche. Raccourcissement : six centimètres. Réduction sous chloroforme et mise en place d'un premier appareil plâtré.

132 *F..., 27 ans.* Adénite cervicale suppurée.

133 *L..., 13 ans.* Petit kyste sébacé du dos.

134 *Dame N..., 42 ans.* Fibrome de l'utérus. Laparotomie.

135 *Dame G..., 37 ans.* Fissure anale. Dilatation.

136 *H..., 25 ans.* Incision d'un abcès sous-cutané du bras droit.

137 *Demoiselle M..., 10 ans.* Végétations adénoïdes.

138 *R..., 10 ans.* Coxalgie. Appareil plâtré.

139 *Dame B..., 50 ans.* Carie d'un os propre du nez.

140 *Demoiselle H..., 9 ans.* Végétations adénoïdes.

141 *Dame C..., 34 ans.* Petit kyste de la lèvre inférieure. Cautérisation.

ANNÉE 1908

Janvier

1 *T..., 18 ans.* Ostéomyélite totale du péroné droit à point de départ juxta-épiphysaire supérieur. Incision en baïonnette sur la face externe et dans toute la hauteur de la jambe. Le tiers supérieur de l'incision est en regard du bord postérieur et externe du péroné et permet de passer entre la loge externe et la loge postérieure des muscles postéro-externes, le tiers inférieur de cette incision est en regard du bord antérieur de l'os, intermédiaire entre les muscles antérieurs et latéraux ou leurs tendons ; le tiers moyen de la même incision croise à angle très aigu la direction des péroniers latéraux. Nous procédons à l'extraction de toute la diaphyse péronière et nous évidons les épiphyses supérieure et inférieure, de manière à ménager l'insertion des ligaments articulaires du genou et du cou-de-pied ; nous respectons le nerf sciatique poplité externe ainsi que ses branches de division. Nous laissons la plaie opératoire largement ouverte. Les suites sont très favorables, la cicatrisation est très rapide, la guérison est complète au bout de deux mois. Un péroné nouveau s'est reformé, et, dans l'avenir, il ne se produit aucune déviation du pied parce que la mortaise péronéo-tibiale est intacte ; le processus morbide n'a pas intéressé l'épiphyse inférieure et, de plus, l'ossification de l'os était presque terminée, en raison de l'âge du malade.

2 *Dame E..., 45 ans.* Ostéo-sarcome du fémur gauche. Malade inopérable. Ponction exploratrice.

3 *Demoiselle K..., 7 ans.* Végétations adénoïdes.

4 *Dame M..., 44 ans.* Le 30 décembre 1907, je suis appelé près de cette dame et je découvre, appliquée sur l'orifice vulvaire et le périnée, une masse charnue, de la grosseur d'une tête de fœtus à terme. Cette masse se prolonge dans le vagin et le col utérin très dilatés pour disparaître dans l'utérus. Ce long polype extériorisé mesure trente-cinq centimètres. Il est constitué par du tissu fibreux et du tissu musculaire en voie de mortification. Le palper abdominal révèle la présence d'un fibrome volumineux dont la partie supérieure dépasse le niveau de l'ombilic. Cette malade a été soumise antérieurement à des applications de courants électriques puissants et un des pôles consistait en une aiguille qui était enfoncée, par le vagin, profondément dans la tumeur. Telle est la cause principale de la mortification du fibrome. Température de la malade : 38° le matin, 38° 5, 39° le soir. Je procède à l'ablation des parties mortifiées en pénétrant le plus loin possible dans la cavité utérine. Dans les jours qui suivent, j'ai recours aux injections et irrigations désinfectantes. La température reste tout d'abord invariable, puis s'élève graduellement et atteint 40°. La gravité de la situation commande une intervention radicale ; le 11 janvier, j'enlève le fibrome (hystérectomie abdominale totale). Suites immédiates satisfaisantes ; aucune réaction du péritoine, mais dix jours après l'opération, apparaissent les premiers symptômes d'une phlébite. Celle-ci évolue favorablement et la guérison complète est obtenue. Cette observation est intéressante à plusieurs points de vue ; c'est un exemple de mortification partielle d'un fibrome et d'expulsion de parties sphacélées par les voies naturelles ; ensuite, la première intervention qui a été pratiquée n'a déterminé aucune atténuation de l'intoxication, enfin la seconde opération — l'ablation du fibrome — a été effectuée dans des conditions défavorables, la malade ayant, depuis deux jours, une température de 40°, et se trouvant, par conséquent, très infectée. Il n'y a eu cependant aucune réaction abdominale. Quant à la phlébite, elle avait pu être préparée, depuis quelque temps déjà, du fait des modifications qui s'étaient produites dans la tumeur.

5 *Dame B..., 38 ans.* Hémorroïdes. Dilatation anale et ablation.

6 *B..., 9 ans.* Végétations adénoïdes.

7 *Dame B..., 34 ans.* Rétroversion de l'utérus. Hystéropexie abdominale.

8 *Dame B..., 40 ans.* Hémorroïdes. Dilatation anale et ablation.

9 *F..., 30 ans.* Ectopie inguinale du testicule gauche et hernie concomitante. Cure radicale de la hernie et mise en place de la glande.

10 *Dame P..., 32 ans.* Hypertrophie des amygdales.

11 *J..., 45 ans.* Ostéite des phalanges du médius droit, consécutive à un panaris. Amputation.

12 *D..., 13 ans.* Végétations adénoïdes.

13 *A..., 48 ans.* Amputation de l'index gauche (accident).

14 *S..., 5 ans.* Laryngite diphtérique. Trachéotomie.

Février

15 *B..., 10 ans.* Ectopie inguinale des deux testicules. Mise en place des deux glandes.

16 *Dame B..., 33 ans.* Hernie inguinale gauche. Cure radicale.

17 *Dame H..., 25 ans.* Phlegmon de la main.

18 *Dame P..., 35 ans.* Ganglion suppuré du creux sus-claviculaire droit. Ablation.

19 *Dame D..., 38 ans.* Fibrome de l'utérus. Hystérectomie abdominale subtotale.

20 *M..., 40 ans.* Ablation de la dernière phalange de l'index de la main droite.

21 *Dame L..., 37 ans.* Hernie inguinale droite. Cure radicale.

22 *Demoiselle C..., 4 ans.* Second appareil pour luxation congénitale de la hanche.

23 *Dame B..., 45 ans.* Hernie inguinale droite. Cure radicale.

Mars

24 *Dame S..., 50 ans.* Hernie ombilicale. Cure radicale.

25 *Dame B..., 35 ans.* Endométrite et fissure à l'anus. Curettage de l'utérus et dilatation de l'anus.

26 *Dame D..., 38 ans.* Hernie inguinale gauche. Cure radicale.

27 *S..., 32 ans.* Méatotomie.

28 *Demoiselle M..., 15 ans.* Opérée antérieurement pour otite moyenne suppurée. Nouveau curettage de l'oreille et fermeture de l'orifice mastoïdien.

29 *Dame M..., 45 ans.* Carcinome du sein droit et adénites de l'aisselle. Opération tardive, cependant aussi comptète que possible. Récidive rapide.

30 *V..., 17 ans.* Hernie inguinale gauche. Cure radicale.

31 *U..., 4 ans.* Phimosis. Circoncision.

32 *L..., 12 ans.* Fracture de la diaphyse humérale gauche. Réduction et pose d'un appareil plâtré sous chloroforme.

33 *Dame W..., 40 ans.* Salpingo-ovarite bilatérale. Laparotomie.

34 *C..., 16 ans.* Panaris.

35 *R..., 8 ans.* Appareil plâtré pour coxalgie.

Avril

36 *Demoiselle S..., 14 ans.* Résection pour orteil en marteau.

37 *L..., 38 ans.* Hémorroïdes. Dilatation anale et ablation.

38 *Dame L..., 40 ans.* Ablation d'une écharde fixée profondément dans le creux de la main.

39 *Dame C..., 38 ans.* Résection pour orteil en marteau.

40 *Demoiselle S..., 14 ans.* Hyperthrophie des amygdales.

41 *Demoiselle M..., 15 ans.* Second appareil pour luxation congénitale de la hanche.

42 *Dame H..., 27 ans.* Abcès du sein gauche.

43 *C..., 7 ans.* Végétations adénoïdes.

44 *L..., 50 ans.* Lipome de la nuque. Ablation.

45 *G..., 46 ans.* Petit papillome de la joue droite. Ablation.

46 *Ch..., 64 ans.* Calcul de la vessie. Cystotomie sus-pubienne. Extraction d'un calcul dur du volume d'un œuf de pigeon. Drainage. Suites aseptiques. Fermeture spontanée et complète de la vessie au quinzième jour. A la troisième semaine, pendant la nuit qui précède le jour du départ, Ch... meurt subitement (embolie probable).

47 *Dame D..., 34 ans.* Appendicite à froid. Ablation de l'appendice.

48 *Demoiselle H..., 9 ans.* Végétations adénoïdes.

49 *L..., 8 ans.* Végétations adénoïdes.

50 *P..., 19 ans.* Coxalgie. Appareil plâtré appliqué sous chloroforme.

51 *B..., 26 ans.* Tumeur blanche du cou-de-pied. Appareil plâtré.

52 *Dame M..., 46 ans.* Carcinome du sein gauche et ganglions axillaires dégénérés. Ablation.

53 *L..., 45 ans.* Panaris grave. Amputation de l'index droit.

Mai

54 *Dame A...., 30 ans.* En avril, cette dame, dans une tentative de suicide, s'est frappée avec un rasoir au niveau de la partie antérieure du cou. Elle s'est frappée avec l'extrémité de la lame et en agissant dans le sens antéro-postérieur, déterminant une brèche au niveau du larynx dont le cartilage cricoïde a été fracturé, sans que les gros vaisseaux du cou aient été atteints. Suture de la peau par le médecin traitant. Un mois plus tard, rétrécissement très serré qui rend la respiration extrêmement pénible. Le 14 mai, à la faveur d'une trachéotomie basse, nous pratiquons une restauration du larynx, nous réséquons la partie antérieure et les parties latérales du segment rétréci et nous reconstituons le larynx à ce niveau, grâce à deux petits lambeaux prélevés de chaque côté et que nous mobilisons, de manière à les présenter l'un à l'autre par leur face cutanée. Nous maintenons la perméabilité du larynx, tout d'abord par tamponnement et, ensuite, par le passage de tubes en caoutchouc, de calibre différent. Cette dilatation a été répétée un nombre considérable de fois, car la sténose tendait à se reproduire avec la plus grande facilité. Quoiqu'il en soit, actuellement, le larynx est perméable et la malade porte un appareil spécial, qui a été fabriqué par Collin sur nos indications, qui lui permet de respirer par la bouche et de parler. La voix est fortement chuchotée, mais elle est d'une intensité suffisante pour que cette dame puisse soutenir facilement une conversation. (Voir radiographie).

55 *Dame F..., 36 ans.* Endométrite hémorrhagique. Curettage de l'utérus.

56 *Dame S..., 26 ans.* Endométrite et hémorroïdes. Curettage utérin, dilatation de l'anus et ablation des hémorroïdes.

57 *Demoiselle C..., 5 ans.* Second appareil plâtré pour luxation congétinale de la hanche.

58 *C..., 12 ans.* Péritonite purulente d'origine appendiculaire. Incision abdominale. Malade opéré à domicile, trop tard et sur le désir exprimé par les parents.

59 *T..., 32 ans.* Petit kyste sébacé de la région frontale, près du cuir chevelu. Ablation.

60 *Dame D..., 35 ans.* Endométrite. Curettage de l'utérus. Cette dame a été opérée antérieurement pour une appendicite.

61 *Demoiselle L..., 5 ans.* Mal de Pott dorsal. Corset de Sayre.

62 *Dame B..., 48 ans.* Ostéite douloureuse du coccyx. Résection.

63 *Dame L..., 30 ans.* Rétention placentaire. Curettage de l'utérus.

64 *Demoiselle C..., 13 ans.* Végétations adénoïdes.

Juin

65 *Dame A..., 53 ans.* Squirrhe du sein droit et ganglions axillaires dégénérés. Ablation de la tumeur et des ganglions.

66 *Dame P..., 34 ans.* Endométrite. Curettage de l'utérus.

67 *Demoiselle B..., 27 ans.* Appendicite à froid. Ablation de l'appendice.

68 *Dame B..., 37 ans.* Salpingo-ovarite bilatérale, catarrhe vésical ; légère quantité d'albumine. Laparotomie. Ablation des annexes et du corps de l'utérus. Drainage abdominal. Suites favorables. Lavages de la vessie et régime lacté. Cette malade quitte la clinique dans un état relativement satisfaisant. Après son départ les phénomènes de cystite réapparaissent ; il se produit de l'infection ascendante, pyélo-néphrite à gauche. Néphrectomie en juillet. Drainage. La guérison n'est pas encore complète, il subsiste un trajet fistuleux au niveau de la région lombaire, trajet qui s'oblitère par intervalles. L'état général de la malade, longtemps précaire, est devenu meilleur, le pronostic reste très favorable. Dans cette observation, il s'agissait d'une malade dont les voies génitales et urinaires ont été infectées simultanément et, sans doute, par le même agent pathogène. Les lésions ont évolué suivant deux stades ; tout d'abord, les organes génitaux et la vessie, ensuite, le rein gauche ont été pris. Le rein droit fonctionne bien.

69 *Dame G..., 25 ans.* Tumeur blanche du genou et flexion permanente de la jambe sur la cuisse. Réduction et pose d'un appareil plâtré sous chloroforme.

70 *Demoiselle M..., 10 ans.* Végétations adénoïdes.

71 *C..., 13 ans.* Foyers d'ostéomyélite multiples, ayant intéressé simultanément ou successivement, les deux tibias, le fémur gauche, le tarse droit, le radius droit et plusieurs côtes. Interventions répétées (20 juin, 3 juillet, 22 juillet, 19 août). Mort.

72 *Demoiselle B..., 10 ans.* Hernie inguinale droite. Cure radicale.

73 *J..., 14 ans.* Péritonite d'origine appendiculaire. Incision abdominale. Malade pour lequel j'ai été appelé trop tard.

74 *Demoiselle M..., 35 ans.* Hémorroïdes. Dilatation de l'anus et ablation.

75 *D..., 40 ans.* Section d'un tendon extenseur de la face dorsale de la main droite. Suture tendineuse.

76 *B..., 6 ans.* Ostéomyélite suppurée de l'extrémité supérieure du tibia droit. Trépanation de l'os.

Juillet

77 *Dame R..., 50 ans.* Gros fibrome de l'utérus. Laparotomie.

78 *Dame V..., 40 ans.* Polype fibreux de l'utérus en migration à travers le col. Ablation.

79 *P..., 8 ans.* Végétations adénoïdes.

80 *L..., 5 ans.* Hydrocèle congénitale. Ponction et injection modificatrice.

81 *Dame X..., 62 ans.* Grosse hernie crurale. Cure radicale.

82 *C..., 35 ans.* Kyste sébacé de la joue droite. Ablation.

83 *R..., 7 ans.* Nouvel appareil plâtré pour coxalgie.

84 *Dame D..., 33 ans.* Rétention placentaire. Curettage de l'utérus.

85 *Dame D..., 41 ans.* Petit épithélioma de la joue gauche. Ablation.

86 *Dame G..., 25 ans.* Section de tous les tendons extenseurs de la face dorsale de la main droite, sauf ceux du pouce. Sutures tendineuses multiples. Bonne réunion.

87 *G..., 8 ans.* Végétations adénoïdes.

88 *L..., 7 ans.* Végétations adénoïdes.

89 *J..., 11 ans.* Hypertrophie des amygdales.

90 *Dame K..., 37 ans.* Hernie inguinale droite. Cure radicale.

91 *Demoiselle C..., 4 ans.* Nouvel appareil plâtré pour luxation congénitale de la hanche.

92 *Demoiselle S..., 3 ans.* Nouvel appareil plâtré pour luxation congénitale de la hanche.

93 *Demoiselle C..., 10 ans.* Kyste dermoïde de la queue du sourcil. Ablation.

94 *A..., 48 ans.* Gros fibro-lipome du cuir chevelu. Ablation.

95 *Demoiselle M..., 15 ans.* Nouvel appareil pour luxation congénitale de la hanche.

96 *Demoiselle C..., 26 ans.* Salpingo-ovarite bilatérale. Laparotomie.

97 *Dame C..., 34 ans.* Hémorroïdes. Dilatation anale et ablation.

Août

98 *J...*, *35 ans* Ganglion suppuré du cou. Ablation.

99 *B...*, *7 ans*. Végétations adénoïdes.

100 *T...*, *15 ans*. Hypertrophie des amygdales.

101 *P...*, *48 ans*. Hernie inguinale étranglée. Kélotomie.

102 *M...*, *10 ans*. Végétations adénoïdes.

103 *Dame H...*, *32 ans*. Endométrite hémorrhagique. Curettage de l'utérus.

104 *H...*, *12 ans*. Otite moyenne suppurée. Evidement pétro-mastoïdien.

105 *L...*, *14 ans*. Appendicite à froid. Ablation de l'appendice.

106 *Dame G...*, *33 ans*. Rétention placentaire ancienne. Métrorrhagie. Curettage de l'utérus.

107 *Dame X...*, *30 ans*. Rétention placentaire. Infection. Curettage de l'utérus.

108 *Dame X...*, *38 ans*. Rétention placentaire. Infection. Curettage de l'utérus.

109 *Demoiselle M...*, *36 ans*. Fibrome de l'utérus. Malade atteinte de graves métrorrhagies ; état général très précaire, lésion mitrale, albumine en abondance, œdèmes. Traitement médical ; amélioration lente. Quand nous jugeons la situation relativement satisfaisante, nous pratiquons l'ablation du fibrome, qui est volumineux. Suites aseptiques, très favorables ; guérison rapide et complète. Cette dame se porte actuellement très bien, la lésion cardiaque s'est modifiée avantageusement et il n'y a plus d'albumine dans les urines.

110 *C...*, *8 ans*. Végétations adénoïdes.

111 *Demoiselle G...*, *7 ans*. Laryngite diphtérique. Trachéotomie. Respiration artificielle.

112 *Dame G...*, *48 ans*. Enorme carcinome du sein droit et adénites axillaires. Ablation de la tumeur et des ganglions. Mort deux ans plus tard, avec des phénomènes cérébraux, symptomatiques d'une localisation au niveau de l'encéphale.

113 *Dame F..., 39 ans.* Fibrome enclavé dans le bassin. Ablation par hystérectomie abdominale totale.

114 *Dame B..., 33 ans.* Salpingo-ovarite bilatérale. Laparotomie.

Septembre

115 *Dame L..., 35 ans.* Papillome du nez. Ablation.

116 *Dame L..., 62 ans.* Epithélioma du col utérin ; impossibilité d'une intervention radicale. Ablation au thermo-cautère des parties malades et accessibles. Cette dame vit encore ; l'épithélioma existe toujours, se développe lentement, déterminant des hémorrhagies et des pertes caractéristiques, d'une abondance modérée. L'état général est relativement satisfaisant. La survie présentée par cette malade est remarquable.

117 *M..., 16 ans.* Lymphangiectasie du membre supérieur droit, intéressant surtout le bras et le coude. La peau de la face antéro-interne du bras est extrêmement lâche et constitue, en quelque sorte, un sac tombant et rempli de liquide. On constate la présence d'un grand nombre de varices lymphatiques tronculaires dessinant des sinuosités. A la face postéro-externe du bras et sur une partie de l'avant-bras, il s'agit de lymphangiéctasie réticulaire. Intervention. Résection du vaste lambeau cutané, flottant à la partie interne du bras. Ligature des gros troncs lymphatiques. Réunion des téguments qui sont tendus du fait de la perte de substance résultant de l'ablation du lambeau. Dans les parties où existent des varices lymphatiques en réseau et où la peau est comme infiltrée, nous pratiquons plusieurs séries régulières de pointes de feu. A chaque brèche déterminée par la pointe de feu, de la lymphe s'écoule. Cicatrisation lente, résultat définitif très satisfaisant.

118 *T..., 50 ans.* Luxation sous-glénoïdienne de l'épaule droite. Bras vertical, coude en l'air, avant-bras fléchi et retombant sur le bras, la face postérieure de l'avant-bras tournée du côté de la tête. Lésions du nerf circonflexe. Réduction de cette luxation sous chloroforme.

119 *Dame P..., 52 ans.* Carcinome du sein droit et ganglions de l'aisselle dégénérés. Ablation.

120 *Demoiselle C..., 14 ans.* Abcès sus-hyoïdien. Ouverture et drainage.

121 *Dame T..., 31 ans.* Endométrite hémorrhagique. Curettage de l'utérus.

122 *L..., 30 ans.* Fracture de la rotule gauche. Suture.

123 *M..., 48 ans.* Abcès froid de la région antérieure de l'avant-bras droit, à point de départ articulaire. Ponctions successives, puis ouverture, curettage des parois de la poche et drainage. Évolution lente. Guérison.

124 *F..., 10 ans.* Végétations adénoïdes.

125 *Demoiselle S..., 13 ans.* Appendicite refroidie. Ablation de l'appendice.

126 *B..., 8 ans.* Végétations adénoïdes.

127 *Demoiselle C..., 17 ans.* Fragment d'aiguille dans la paume de la main. Extraction.

Octobre

128 *B..., 32 ans.* Tuberculose du testicule gauche. Ouverture de l'abcès, curettage et modification des parois, drainage. Guérison.

129 *Dame T..., 30 ans.* Ankylose du genou gauche, consécutive à un traumatisme et à une immobilisation prolongée. Mobilisation sous chloroforme.

130 *L..., 10 ans.* Végétations adénoïdes.

131 *M..., 8 ans.* Végétations adénoïdes.

132 *Dame C..., 29 ans.* Endométrite, contracture et dysménorrhée. Dilatation et curettage de l'utérus.

133 *Demoiselle P..., 13 ans.* Végétations adénoïdes et catarrhe naso-pharyngien.

134 *D..., 9 ans.* Végétations adénoïdes.

135 *Demoiselle J..., 10 ans.* Végétations adénoïdes.

136 *A..., 56 ans.* Epithélioma de la joue droite et adénite sous-maxillaire. Ablation de l'épithélioma et des ganglions.

137 *L..., 8 ans.* Végétations adénoïdes.

138 *C..., 34 ans.* Hygroma suppuré pré-rotulien droit.

139 *Demoiselle R..., 8 ans.* Otite moyenne suppurée. Evidement pétro-mastoïdien.

140 *L..., 75 ans.* Phlegmon de la face dorsale de la main et de l'avant-bras droits. Incision multiples. Phénomènes de mortification du côté des tendons. Evolution lente. Guérison.

141 *J..., 44 ans.* Kyste sébacé du cou. Ablation.

142 *Demoiselle J..., 10 ans.* Végétations adénoïdes.

143 *Dame C..., 44 ans.* Affection organique du sein droit caractérisée par la présence de kystes hémorrhagiques, les petits du volume d'un pois ou d'une noisette, les gros du volume d'un œuf ou d'une orange. Ces kystes se rompent facilement, la solution de continuité n'a pas de tendance à se fermer et, à son niveau, des bourgeons épithéliaux apparaissent, tandis que l'écoulement sanguin se manifeste et persiste avec abondance. Première intervention le 30 octobre et ablation de la totalité du sein et des ganglions dégénérés dans l'aisselle. Deux ans plus tard, récidive au niveau de l'extrémité interne de la cicatrice, dans la région sterno-costale et sous forme de kystes hémorrhagiques. Nouvelle intervention le 7 octobre 1910. Un an après, nouvelle récidive suivant le même mode et nouvelle intervention le 13 décembre 1911. Jusqu'à présent, il ne s'est fait aucune reproduction de la tumeur.

Novembre

144 *M..., 3 ans.* Double pied bot varus équin. Section des tendons d'Achille. Réduction le plus possible et appareils plâtrés. Plus tard, chaque pied sera traité par la tarsectomie partielle.

145 *Demoiselle A..., 12 ans.* Végétations adénoïdes.

146 *M..., 38 ans.* Hernie inguinale droite. Cure radicale.

147 *L..., 9 ans.* Hernie inguinale droite. Cure radicale.

148 *D..., 44 ans.* Fracture ancienne de la huitième côte droite dans la portion cartilagineuse qui précède la jonction avec la septième. Existence d'un cal fibreux, lâche, qui permet le déplacement des fragments et le tiraillement d'une branche nerveuse abdominale importante (provenant du nerf intercostal correspondant). Il en résulte, pour D..., de la gêne lorsqu'il travaille et, en particulier, de vives douleurs ressenties dans les mouvements de flexion ou de latéralité de la colonne vertébrale et du tronc. Résection large cal et des extrémités cartilagineuses ; dégagement du nerf. Guérison.

Décembre

149 *Demoiselle B..., 10 ans.* Végétations adénoïdes.

150 *G..., 20 ans.* Appendicite. Ablation de l'appendice court, coudé, fixé profondément sur la paroi postérieure de l'abdomen.

151 *T..., 35 ans.* Section de deux tendons extenseurs des doigts sur la face dorsale de la main gauche. Sutures tendineuses.

152 *L..., 9 ans.* Hernie inguinale gauche. Cure radicale.

153 *B..., 45 ans.* Corps étranger de l'articulation du genou droit ayant déterminé des phénomènes d'arthrite. Arthrotomie. Nous constatons, sur la corne antérieure du ménisque interne, la présence d'une excroissance grosse comme un haricot ; sur le condyle interne du fémur, le revêtement cartilagineux est interrompu et il existe une petite surface ulcérée (ulcération par compression), légèrement excavée. Dans les mouvements d'extension, la saillie méniscale se loge dans la dépression condylienne. Nous procédons à la résection de cette grosseur ; elle nous apparaît constituée par du tissu fibreux et du cartilage. Drainage de l'articulation. Suites satisfaisantes, mais assez longues, en raison des phénomènes d'arthrite. Guérison complète aujourd'hui. Les douleurs si vives, qui survenaient par crises dans les mouvements d'extension de la jambe sur la cuisse (pincement du corps étranger), ont complètement disparu.

154 *Dame R..., 63 ans.* Carcinome du sein gauche et ganglions dégénérés dans l'aisselle. Ablation.

155 *Dame R..., 40 ans.* Rétention placentaire. Curettage de l'utérus.

156 *Demoiselle B..., 18 ans.* Grave accident du côté du poignet gauche; fracture de l'extrémité inférieure du radius ; plaie contuse de la région, avec délabrements et section de plusieurs tendons. Sutures tendineuses et restauration partielle. Résultat satisfaisant.

157 *H..., 45 ans.* Anthrax de la nuque.

158 *Demoiselle B..., 7 ans.* Végétations adénoïdes.

159 *V..., 8 ans.* Végétations adénoïdes.

160 *Dame H..., 37 ans.* Phlegmon de l'aisselle. Ouverture et drainage.

ANNÉE 1909

Janvier

1 *B..., 44 ans.* Hernie inguinale gauche étranglée. Kélotomie.

2 *M..., 40 ans.* Fissure anale. Dilatation.

3 *P..., 45 ans.* Hydrocèle vaginale. Cure radicale.

4 *Dame G..., 48 ans.* Carcinome du sein gauche et adénites axillaires. Ablation de la tumeur et des ganglions.

5 *B..., 35 ans.* Hydrocèle vaginale. Incision et drainage maintenu pendant dix jours. Guérison complète ; pas de récidive.

6 *C..., 8 ans.* Abcès ossifluent de la face dorsale du pied droit. Ponction ; ensuite incision, ablation des parties osseuses nécrosées.

7 *P..., 12 ans.* Coxalgie et attitude vicieuse du membre inférieur correspondant. Appareil plâtré appliqué sous chloroforme.

8 *Dame D..., 42 ans.* Fibrome de l'utérus. Laparotomie. Hystérectomie par la méthode supra-vaginale.

9 *P..., 7 ans.* Phimosis. Circoncision.

10 *Dame B..., 37 ans.* Appendicite à chaud. Ouverture du foyer et ablation de l'appendice.

11 *Dame D..., 37 ans.* Vastes ulcérations de la face latérale droite du cou ; fistule pharyngo-cutanée. Traitement antisyphilitique.

Février

12 *V..., 8 ans.* Phimosis. Circoncision.

13 *Dame R..., 52 ans.* Epithélioma de la lèvre inférieure. Ablation avec anesthésie locale.

14 *Dame E..., 29 ans.* Section de la radiale dans la tabatière anatomique. Ligature des deux bouts.

15 *Demoiselle W..., 20 ans.* Dysménorrhée. Dilatation utérine.

16 *C..., 42 ans.* Fracture bimalléolaire de la jambe droite avec déplacement considérable du pied en arrière. Réduction et pose d'un appareil plâtré sous chloroforme. L'appareil est disposé de manière à assurer le maintien de la réduction tout en permettant l'extension continue.

17 *F..., 50 ans.* Epithélioma de la joue et ganglion sous la mâchoire. Ablation.

18 *Dame N..., 32 ans.* Extraction d'un fragment d'aiguille dans la paume de la main.

19 *Dame C..., 31 ans.* Endométrite et dysménorrhée. Dilatation progressive et curettage de l'utérus.

20 *P..., 25 ans.* Hernie inguinale droite volumineuse et irréductible. Epiplocèle. Cure radicale après résection de l'épiploon herniaire et dégagement de ce dernier au niveau du collet. Suites immédiates favorables, puis ascension de la température et tuméfaction considérable au-dessus de l'arcade crurale et dans la fosse iliaque. Seconde intervention le 17 mai. Nous incisons au-dessus de l'arcade, dans le prolongement de la cicatrice déterminée par l'opération antérieure. Nous arrivons sur un bloc épiploïque, piriforme, de la grosseur du poignet. La grosse extrémité de cette masse se trouve dans la partie déclive de la fosse iliaque ; elle se prolonge en haut, en diminuant de calibre et se continue avec le tablier épiploïque par un pédicule tordu sur lui-même. La masse est en voie de sphacèle et c'est cette modification qui est la cause des accidents. Ablation ; ligature en épiploon sain. Drainage de la fosse iliaque. Suites simples. Guérison. Dans cette observation, il s'agissait donc d'une épiplocèle adhérente dans le sac herniaire et d'une corde épiploïque volumineuse, tordue sur elle-même. Cette torsion a provoqué la mortification des parties sous-jacentes.

21 *Demoiselle M..., 14 ans.* Abcès tubéreux de l'aisselle.

22 *Dame M..., 48 ans.* Abcès de la commissure intermédiaire entre le premier et le deuxième orteil du pied gauche.

Mars

23 *Dame G..., 38 ans.* Prolapsus utéro-vaginal et lésions utéro-annexielles. Laparotomie. Hystérectomie subtotale, ablation des annexes et fixation du col aux ligaments ronds. Résultat excellent ; il n'y a plus de prolapsus.

24 *L..., 12 ans.* Hypertrophie des amygdales.

25 *B..., 34 ans.* Ablation de onze corps étrangers du conduit auditif externe du côté gauche. Graines de fenasse. Perforation du tympan, à la partie inférieure et mesurant deux millimètres.

26 *G..., 11 ans.* Hypertrophie des amygdales et végétations adénoïdes.

27 *A..., 2 ans.* Ostéite de la clavicule gauche. Ablation d'un gros séquestre diaphysaire.

28 *Dame M..., 60 ans.* Epithélioma avancé du col de l'utérus. Cautérisation.

29 *L..., 44 ans.* Ostéomyélite prolongée de la diaphyse fémorale gauche. Evidement de la diaphyse. Suites simples. Guérison.

30 *P..., 17 ans.* Paraphimosis irréductible. Circoncision.

31 *Dame M..., 37 ans.* Déchirure du périnée et polype muqueux du méat urinaire. Ablation du polype, colporraphie antérieure et colpo-périnéorraphie.

32 *Dame V..., 40 ans.* Ablation d'un séquestre de la mâchoire, consécutif à de la carie dentaire.

33 *F..., 43 ans.* Volumineuse tumeur du coude droit, se présentant sous l'aspect d'une masse charnue, bourgeonnante, à sécrétions ichoreuses et fétides. Nécrose osseuse. Origine spécifique. Autres localisations, en particulier gomme de la verge ayant déterminé une perforation de l'urèthre un peu en arrière du frein, (hypospadias acquis). Amputation du bras au niveau du col chirurgical de l'humérus. Suites favorables ; guérison.

34 *L..., 7 ans.* Végétations adénoïdes.

35 *G..., 38 ans.* Appendicite à chaud. Ouverture du foyer, ablation de l'appendice, drainage.

Avril

36 *Dame R..., 52 ans.* Névralgie ophtalmique persistante consécutive à un zona. Injections d'alcool. Bon résultat.

37 *Dame B..., 35 ans.* Ablation d'un corps étranger de la cornée.

38 *A..., 8 ans.* Ectopie testiculaire droite.

39 *Ch..., 54 ans.* Gros papillome du cou. Ablation.

40 *R..., 7 ans.* Végétations adénoïdes.

41 *H..., 8 ans.* Végétations adénoïdes.

42 *Dame C..., 45 ans.* Enorme carcinome du sein gauche. Ganglions dégénérés axillaires, rétro-pectoraux, sous et sus-claviculaires, cervicaux. Ablation de la tumeur, des muscles pectoraux et des ganglions. Le bon résultat s'est maintenu. A noter seulement, deux interventions successives, effectuées avec l'anesthésie locale, pour enlever deux petits ganglions de la région sus-claviculaire.

Mai

43 *L..., 35 ans.* Appareil plâtré pour fracture.

44 *Demoiselle L..., 12 ans.* Coxalgie Appareil plâtré.

45 *L..., 58 ans.* Ostéite du maxillaire inférieur, ablation d'un petit séquestre.

46 *P..., 34 ans.* Hernie inguinale gauche. Cure radicale.

47 *Dame M..., 45 ans.* Affection organique de l'utérus. Hystérectomie abdominale totale. Survie : deux ans.

48 *B..., 46 ans.* Fistule ano-rectale.

49 *B..., 65 ans.* Hydrocèle vaginale. Incision et drainage. Le drainage est maintenu pendant dix jours. Guérison Pas de récidive.

50 *Dame D..., 57 ans.* Ostéite fistulisée du calcanéum droit. Evidement de l'os.

Juin

51 *H..., 10 ans.* Végétations adénoïdes.

52 *Dame L..., 47 ans.* Phlegmon périnéphrétique. Ouverture. Drainage. Guérison.

53 *Demoiselle G..., 8 ans.* Végétations adénoïdes.

54 *Demoiselle B..., 15 ans.* Vaste plaie cutanée de la face interne du bras droit. Sutures.

55 *Dame M..., 25 ans.* Arthrite gonococcique du genou gauche. Appareil plâtré.

56 *G..., 16 ans.* Exostose du coude droit. Résection de l'exostose et appareil plâtré.

57 *Demoiselle E..., 12 ans.* Polype muqueux du rectum. Ablation.

58 *B..., 32 ans.* Hydrocèle vaginale. Cure radicale.

59 *T..., 18 ans.* Kyste hydatique suppuré du foie, du volume des deux poings, interposé entre la face inférieure de cet organe et le rein. Dans les antécédents, accidents de pyélo-néphrite, avec pyurie intermittente. Incision lombaire, rupture des adhérences unissant le rein au kyste et dégagement de ce dernier ; fermeture partielle et drainage. Ensuite, laparotomie latérale droite ; le kyste est amené au contact de la paroi abdominale, puis fixé à cette paroi. Ponction, donnant issue à du liquide séro-purulent ; ouverture de la poche, évacuation du contenu, vésicules et débris de vésicule ; nettoyage et désinfection de la cavité ; drainage. Suites simples ; ni hémorrhagie, ni cholérrhagie. Guérison en un mois. Pas de récidive locale ; pas de greffe à distance.

60 *P..., 18 ans.* Nombreux furoncles du cou ; ouverture et aspiration avec la ventouse de Bier.

61 *Dame G..., 40 ans.* Carcinome du sein droit et ganglions axillaires. Ablation.

62 *Demoiselle B..., 6 ans.* Végétations adénoïdes.

Juillet

63 *Dame V..., 37 ans.* Luxation du pouce de la main droite. Réduction.

64 *Dame D..., 34 ans.* Hémorroïdes.

65 *L..., 55 ans.* Squirrhe du sein gauche et ganglions axillaires dégénérés. La tumeur est du volume d'un œuf de pigeon. Ablation. Survie : deux années.

66 *T..., 6 ans.* Végétations adénoïdes.

67 *L..., 43 ans.* Morsure de chien intéressant la lèvre inférieure.

68 *P..., 12 ans.* Fracture du coude (disjonction juxta-épiphysaire). Réduction sous chloroforme.

69 *Demoiselle C..., 7 ans.* Hyperthrophie des amygdales.

70 *B..., 48 ans.* Petit kyste dermoïde situé au niveau de la région temporale, à la naissance de l'oreille. Ablation.

71 *Demoiselle T..., 5 ans.* Ostéite du tarse (pied droit) abcès et fistule. Extraction de petits séquestres. Mauvais état général de l'enfant. Cicatrisation lente. Actuellement, guérison complète.

72 *Dame V..., 41 ans.* Kyste sous-cutané de l'avant-bras. Ablation.

73 *R..., 10 ans.* Hypertrophie des amygdales.

74 *B..., 30 ans.* Abcès de la mastoïde. Incision. Le malade n'a plus été revu.

75 *Dame R..., 45 ans.* Enorme collection purulente lombo-iliaque chez une femme débilitée. Intoxication profonde. Ouverture, drainage. Mort.

76 *Demoiselle P..., 28 ans.* Ablation de la seconde phalange du pouce gauche (panaris).

Août

77 *Demoiselle M..., 18 ans.* Hypertrophie des amygdales.

78 *W..., 12 ans.* Fracture de la partie moyenne de l'humérus droit. Appareil de Hennequin.

79 *Dame O..., 55 ans.* Calcul vésical. Extraction par taille vaginale. Le calcul consiste plutôt en une masse de gravier. Il s'agit d'une lithiasique très prononcée.

80 *Dame C..., 34 ans.* Rétention placentaire et métrorrhagies. Curettage.

81 *M..., 2 ans.* Kyste du cordon. Ponction et injection modificatrice (eau alcoolisée).

82 *J..., 42 ans.* Rupture du biceps droit. Suture et guérison.

83 *D..., 60 ans.* Hydarthrose symptomatique d'altérations anciennes des condyles. Ponction et lavage du genou.

84 *L..., 58 ans.* Kyste séreux de la patte d'oie (membre inférieur droit) et gros paquet variqueux au niveau de la jambe gauche. Ablation du kyste à droite, résection de la saphène à gauche.

85 R..., *10 ans*. Végétations adénoïdes.

86 K..., *8 ans*. Hypertrophie des amygdales.

Septembre

87 *Demoiselle G..., 9 ans*. Hypertrophie des amygdales.

88 *H..., 52 ans*. Ostéite du maxillaire inférieur. Extraction de deux gros séquestres par incision suivant le bord inférieur de la mâchoire ; le premier comprenant l'angle et la branche montante ; le second, la partie gauche du corps de l'os. Suites favorables. Guérison.

89 Ablation d'un fragment d'aiguille ayant pénétré dans la main droite.

90 *Demoiselle A..., 22 ans*. Appendicite à froid. Ablation de l'appendice.

91 *Demoiselle G..., 13 ans*. Hypertrophie d'une amygdale.

92 *L..., 70 ans*. Epithélioma de la verge. Amputation de l'organe ; il n'est conservé qu'un moignon suffisant pour restaurer l'urèthre.

93 *E..., 48 ans*. Epithélioma de la lèvre inférieure. Ablation sous anesthésie à la cocaïne.

94 *D..., 65 ans*. Phlegmon de la main gauche; altérations du squelette. Amputation du médius.

95 *Demoiselle J..., 7 ans*. Végétations adénoïdes.

96 *Demoiselle F..., 12 ans*. Végétations adénoïdes.

97 *Demoiselle V..., 27 ans*. Saphènes variqueuses. Résections partielles.

98 *B..., 10 ans*. Végétations adénoïdes.

99 *Dame T..., 35 ans.* Ablation d'un fragment d'aiguille ayant pénétré dans la main droite.

100 *L..., 8 ans.* Végétations adénoïdes.

101 *Dame M..., 55 ans.* Polype de l'utérus. Ablation avec l'anse galvanique.

Octobre

102 *M..., 11 ans.* Végétations adénoïdes.

103 *Demoiselle V..., 12 ans.* Appareil plâtré pour coxalgie.

104 *P..., 75 ans.* Hernie inguinale droite étranglée. Kélotomie.

105 *M..., 32 ans.* Phlegmon sus-hyoïdien. Incision.

106 *Dame D..., 50 ans.* Carcinome du sein droit et adénite axillaire. Ablation de la glande et des ganglions. La récidive s'est faite au bout d'une année.

107 *M..., 13 ans.* Ostéomyélite du tibia gauche. Evidement total de la diaphyse. Genu valgum consécutif. Port d'un appareil de redressement.

108 *Demoiselle M..., 35 ans.* Petit kyste de la face dorsale du poignet. Ablation; anesthésie à la cocaïne.

109 *P..., 50 ans.* Epithélioma de la lèvre inférieure ayant envahi les commissures et le menton. Ablation de toutes les parties malades, y compris les ganglions. Mobilisation d'un lambeau cervical pour réduire l'étendue considérable de la brèche. Suites parfaites. L'opéré porte un petit appareil en caoutchouc durci placé sur le bord libre de la mâchoire, en avant et sur les côtés, pour lui permettre de conserver sa salive et de parler plus facilement. Cet appareil a été confectionné par le Dʳ Saurain. P... a été revu récemment ; il présente de l'adénopathie cervicale. Pas de récidive au niveau des anciennes lésions. Le bon résultat se sera donc maintenu pendant plus de deux années.

110 *Dame J..., 50 ans.* Adénome du sein droit, en voie de transformation. Ablation de la totalité du sein et des ganglions de l'aisselle.

111 *J..., 17 ans.* Coxalgie fistulisée ancienne. Raccourcissement de six centimètres. Résection. La tête fémorale était réduite à l'état d'une coque. Guérison.

Novembre

112 *Demoiselle P..., 30 ans.* Hémorroïdes et fissure anale.

113 *Demoiselle M..., 7 ans.* Hypertrophie des amygdales.

114 *Dame R..., 58 ans.* Carcinome du sein gauche. Récidive.

115 *Demoiselle R..., 12 ans.* Corps étranger du pharynx (fragment d'os). Extraction.

116 *Demoiselle R..., 12 ans.* Hypertrophie des amygdales.

117 *Demoiselle X..., 35 ans.* Ovarite bilatérale. Laparotomie.

118 *Dame P..., 37 ans.* Fibrome de l'utérus. Laparotomie.

119 *Demoiselle M..., 12 ans.* Hypertrophie des amygdales.

120 *Dame J..., 58 ans.* Abcès de la face dorsale du pied droit.

121 *Dame L..., 50 ans.* Carcinome du sein droit. Ablation de la tumeur et des ganglions.

122 *Dame B..., 36 ans.* Rétroversion de l'utérus. Hystérepexie.

123 *B..., 28 ans.* Malade atteint de phénomènes gastro-intestinaux depuis plusieurs années. Ventre gros, dur ; alternatives de constipation et de diarrhée. A été traité pour entéro-colite muco-membraneuse sans résultat appréciable. Nous portons le diagnostic d'appendicite. Opération: Nous trouvons un appendice court, coudé, fixé profondément, très adhérent. Adhérences multiples de voisinage. Le segment iléo-cœcal est immobilisé ; il existe à ce niveau une fixité de l'intestin qui certainement apporte un obstacle au fonctionnement normal de toutes les parties intestinales qui se trouvent en amont, c'est ce qui explique la persistance des troubles gastro-intestinaux. Après l'opération et en quelques mois, changement complet ; la situation s'est modifiée totalement et avantageusement pour le malade.

Décembre

124 *P..., 40 ans.* Hernie inguinale gauche. Cure radicale.

125 *Dame F..., 50 ans.* Epithélioma du méat urinaire de la grosseur d'une noisette. La tumeur est circonscrite, le canal de l'urèthre est disséqué sur une longueur de deux centimètres, jusqu'à un bon centimètre au-delà de la partie malade. Résection et reconstitution d'un nouveau méat. Bon résultat. Jusqu'à présent, pas de récidive.

126 *Demoiselle M..., 20 ans.* Infection puerpérale. Curettage de l'utérus. Opération pratiquée trop tard.

127 *Dame V..., 39 ans.* Ganglion sous-maxillaire, fistulisé, et cicatrice vicieuse. Ablation de toutes les parties et restauration.

128 *H..., 10 ans.* Végétations adénoïdes et phimosis. Circoncision et curettage du naso-pharynx.

129 *C..., 11 ans.* Hypertrophie des amygdales.

130 *C..., 32 ans.* Abcès urineux, faisant saillie au niveau du périnée. Incision périnéale, contre-ouverture, au niveau et à droite de la racine des bourses.

131 *A..., 9 ans.* Végétations adénoïdes.

132 *Dame B..., 40 ans.* Gros carcinome du sein gauche. Ablation de la tumeur et des ganglions.

133 *Demoiselle A..., 30 ans.* Sténose pylorique, d'origine ulcéreuse ancienne. Syndrome de Reichmann. Gastro-entérostomie transmésocolique, (procédé de Roux). Résultat satisfaisant.

134 *P..., 65 ans.* Cancer du cardia. Gastrostomie (procédé de Routier.)

135 *C..., 80 ans.* Epithélioma du bord libre du pavillon de l'oreille gauche. Ablation par incision en V.

136 *C..., 32 ans.* Pleurésie interlobaire gauche, secondaire à des lésions tuberculeuses du poumon. Vomiques. Thoracotomie ; résection de quatre à cinq centimètres des quatrième et cinquième côtes, immédiatement en dedans du bord spinal de l'omoplate. Drainage du foyer. Amélioration passagère. Le malade a succombé, quelques mois plus tard, à l'extension de la tuberculose.

137 *T..., 66 ans.* Cancer inopérable de la partie supérieure du rectum. Anus iliaque gauche, effectué avec l'anesthésie à la cocaïne. Suites régulières. Ce malade vit encore.

ANNÉE 1910

Janvier

1 *Dame V..., 22 ans.* Infection puerpérale. Curettage de l'utérus. Pas de rétention placentaire.

2 *Demoiselle G..., 12 ans.* Hypertrophie des amygdales.

3 *Dame R..., 34 ans.* Ovarite bilatérale. Laparotomie.

4 *R..., 45 ans.* Section du tendon long extenseur du pouce gauche. Suture ; réunion par première intention.

5 *Demoiselle S..., 20 ans.* Ovarite bilatérale. Laparotomie.

6 *M..., 60 ans.* Tumeur ganglionnaire de la région inguino-crurale droite. Nature suspecte. Ablation.

7 *P..., 7 ans.* Hypertrophie des amygdales.

8 *Dame J..., 50 ans.* Gros kyste de l'ovaire droit. Laparotomie.

9 *Dame F..., 38 ans.* Hernie inguinale gauche. Cure radicale.

10 *Dame V..., 48 ans.* Fibrome de l'utérus. Hystérectomie abdominale subtotale.

11 *Dame D..., 40 ans.* Aiguilles perceptibles dans la région épigastrique sous la peau. Ablation.

12 *D..., 47 ans.* Hydrocèle vaginale. Cure radicale.

13 *Demoiselle C..., 11 ans.* Ostéomyélite de l'extrémité inférieure du tibia droit. Trépanation de la diaphyse et évidement de l'épiphyse dans le voisinage du cartilage juxta-épiphysaire qui est conservé.

14 *Dame M..., 42 ans.* Gros fibrome de l'utérus. Hystérectomie abdominale subtotale.

15 *Dame M..., 38 ans.* Ostéite du coccyx. Résection.

16 *Dame D..., 30 ans.* Endométrite ancienne et fissure anale. Curettage de l'utérus et dilatation de l'anus.

Février

17 *Dame M..., 27 ans.* Fragment d'aiguille dans la main droite. Ablation.

18 *B..., 36 ans.* Pseudarthrose du tibia gauche, à la partie moyenne. Intervention. Résection du cal fibreux, avivement des extrémités osseuses. Coaptation ; maintien de la réduction grâce à l'application d'une lamelle d'acier fixée sur chaque fragment par une vis enfoncée dans l'os. Les dimensions de la lamelle sont les suivantes : quarante millimètres en longueur, six en largeur, deux en épaisseur ; chaque vis est courte et large. Suture de l'aponévrose et de la peau. Quant au péroné, il a été réséqué, à l'union de son tiers moyen et de son tiers inférieur, sur une étendue de trois centimètres, ce qui correspond à la perte de substance du côté du tibia. Appareil plâtré. Suites favorables. Réaction inflammatoire locale, formation d'un cal. Deux mois après, ablation de la lamelle et des vis, avec l'anesthésie locale ; cette ablation se fait très facilement Guérison complète. Actuellement, B... a une jambe solide, bien que de trois centimètres plus courte que l'autre. (Voir radiographies).

19 *T..., 7 ans.* Plaie étendue du front. Sutures.

20 *Dame B..., 27 ans.* Tumeur blanche du cou-de-pied gauche. Les lésions d'ostéite semblent localisées tout d'abord au niveau de l'astragale. Astragalectomie. Le résultat est imparfait ; il subsiste une fistule. Le processus envahit l'épiphyse tibiale et le calcanéum. Etat général précaire. Un seul traitement peut être proposé, c'est l'amputation de la jambe. Cette amputation est pratiquée au lieu d'élection en avril. Suites favorables. L'opérée quitte la clinique avec un appareil.

21 *R..., 77 ans.* Cystite rebelle, d'origine prostatique. Création d'un méat hypogastrique.

22 *Dame C..., 34 ans.* Hématémèses. Laparotomie exploratrice.

23 *M..., 27 ans.* Tuberculose du testicule droit. Castration. Ce malade a présenté ensuite une localisation sternale, au niveau du manubrium, à gauche de la ligne médiane. Nouvelle intervention en juin. Résection de la table externe de l'os. Guérison rapide et parfaite. Une localisation apparaît au niveau de la quatrième côte droite, à la partie antérieure. Cette localisation est actuellement en voie de guérison. M..., est coxalgique à gauche (coxalgie datant de l'enfance, guérie complètement).

24 *Dame R..., 46 ans.* Nœvus de la paroi abdominale, situé au-dessus de l'arcade crurale droite et atteint de dégénérescence épithéliale. Ganglions inguinaux. Ablation de la tumeur et des ganglions. Jusqu'à présent, pas de récidive.

25 *G..., 25 ans.* Hernie inguinale droite. Cure radicale.

26 *A..., 13 ans.* Pleurésie purulente de la grande cavité, à gauche. Thoracotomie ; résection costale de quelques centimètres. Suites parfaites.

Mars

27 *Dame B..., 50 ans.* Lipome de la région sous-maxillaire gauche. Ablation.

28 *Demoiselle W..., 30 ans.* Gros col utérin, avec pertes. Curettage de la matrice et amputation du col. A signaler, dans les suites, une assez forte hémorrhagie coïncidant avec la chute des fils.

29 *B..., 10 ans.* Végétations adénoïdes.

30 *T..., 6 ans.* Arthrite fongueuses du genou droit et flexion de la jambe sur la cuisse. Réduction partielle de la subluxation et pose d'un appareil plâtré, sous chloroforme.

31 *D..., 55 ans.* Abcès de la fosse iliaque, symptomatique d'un néoplasme du cœcum. Ouverture et drainage. Fistule stercorale. Mort de péritonite au bout de quelques mois.

32 *Dame R..., 39 ans.* Fibrome de l'utérus et kyste de l'ovaire droit. Laparotomie.

33 *Demoiselle R..., 7 ans.* Hypertrophie des amygdales.

34 *A..., 42 ans.* Petite tumeur développée au niveau de la paroi abdominale, à égale distance entre l'ombilic et l'épine iliaque antérieure et supérieure, de la grosseur d'une forte amande et très vasculaire. Il existe, à la périphérie, une véritable collerette constituée par des vaisseaux nombreux. Pas d'adénopathie inguinale. Cette tumeur semble être de nature sarcomateuse. Mais peut-être est-elle due à la présence de parasites ; en effet, A... vit dans l'Afrique orientale depuis de nombreuses années et il a pu suivre lui-même l'évolution de cette affection. Opération facile ; réunion par première intention.

35 *Dame M..., 54 ans.* Polype muqueux de l'utérus, inséré sur la région de l'isthme. Ablation avec l'anse galvanique.

36 *C..., 58 ans.* Phlegmon cervical. Incision.

Avril

37 *Dame B..., 37 ans.* Ablation, sous cocaïne, d'un ongle de la main droite.

38 *Dame Z..., 60 ans.* Epithélioma, grand comme une pièce de deux francs, ayant envahi la face latérale droite du nez, dans le voisinage immédiat de l'angle interne de l'œil. Ablation aussi large que possible. Le dixième jour, application d'une greffe, prise au niveau de la face antérieure de l'avant-bras droit, sur la perte de substance. Interventions pratiquées avec l'anesthésie locale, car il s'agissait d'une femme grosse et emphysémateuse ; résultat parfait, pas de tiraillement provoqué par la cicatrice.

39 *Dame T..., 65 ans.* Hernie crurale droite étranglée. Kélotomie.

40 *B..., 8 ans.* Grain de plomb dans la paume de la main. Ablation.

41 *Demoiselle B..., 9 ans.* La sœur de l'enfant précédent. Echarde au niveau de la jambe gauche. Extraction.

42 *G..., 12 ans.* Panaris du pouce droit. Débridement.

43 *R..., 11 ans.* Fracture de la voûte du crâne, dans le voisinage de la suture sagittale, déterminée par un coup de timon de voiture. Trépanation. Guérison.

44 *D..., 8 ans.* Végétations adénoïdes.

45 *Dame N..., 52 ans.* Ascite. Laparotomie sous cocaïne. Tumeur du foie.

46 *L..., 27 ans.* Balle de revolver dans le pied droit, non loin de la commissure unissant le premier et le deuxième orteil. Aucune lésion du squelette. Extraction.

47 *Dame L..., 50 ans.* Petit épithélioma de la joue droite. Extraction.

Mai

48 *Dame G..., 63 ans.* Prolapsus utéro-vaginal, avec allongement hypertrophique du col. Cure radicale suivant le procédé du Docteur Bouilly ; amputation du col. La colpo-périnéorraphie a été effectuée vingt jours plus tard.

49 *L..., 50 ans.* Kyste sébacé de la région cervicale. Ablation.

50 *Dame D..., 40 ans.* Salpingo-ovarite bilatérale. Laparotomie.

51 *Dame L..., 42 ans.* Volumineux fibrome de l'utérus. Hystérectomie abdominale subtotale.

52 *Demoiselle L..., 48 ans.* Hypertrophie des amygdales.

53 *F..., 16 ans.* Paraphimosis irréductible. Circoncision.

54 *Dame S..., 38 ans.* Lésions annexielles et utérus en rétroversion. Laparotomie ; ablation des annexes ; hystéropexie.

55 *C..., 29 ans.* Hypertrophie des amygdales.

56 *O..., 35 ans.* Appendicite. Gros ventre tympanisé et dur ; alternatives de constipation et de diarrhée ; phénomènes répétés d'entérite glaireuse ; neurasthénie. Ablation de l'appendice, court, fixé profondément, immobilisant le segment ilio-cœcal. Suites favorables ; guérison.

Juin

57 *Dame N..., 32 ans.* Rétention placentaire. Curettage de l'utérus.

58 *D..., 9 ans.* Fracture du coude avec déformation. Réduction et appareil plâtré sous chloroforme.

59 *Dame N..., 35 ans.* Petit polype muqueux de l'utérus. Ablation.

60 *D..., 9 ans.* Végétations adénoïdes.

61 *S..., 11 ans.* Hypertrophie des amygdales.

62 *Demoiselle B..., 7 ans.* Végétations adénoïdes.

63 *Demoiselle V..., 16 ans.* Phlegmon sus-hyoïdien. Incision.

64 *Dame S..., 64 ans.* Fracture de jambe compliquée de plaie chez une diabétique. Opération tardive. Mort.

65 *V..., 46 ans.* Otorrhée ancienne du côté gauche. Vertiges. Evidement pétro-mastoïdien. Les vertiges ont disparu.

66 *L..., 66 ans.* Cancer de l'ampoule rectale inopérable. Anus cœcal. Cet opéré vit encore.

Juillet

67 *R..., 54 ans*. Corps étranger du genou gauche (arthrite chronique de nature rhumatismale). Arthrotomie. Bon résultat.

68 *P..., 7 ans*. Corps étranger du conduit auditif externe (caillou). Extraction sous chloroforme.

69 *Demoiselle F..., 9 ans*. Hernie inguinale bilatérale. Double cure radicale.

70 *L..., 45 ans*. Testicule tuberculeux. Castration.

71 *Demoiselle M..., 42 ans*. Gros fibrome de l'utérus. Hystérectomie abdominale supra-vaginale.

72 *Dame S..., 35 ans*. Endométrite hémorrhagique par rétention placentaire et prolapsus utéro-vaginal. Curettage et colpo-périnéorraphie.

73 *B..., 48 ans*. Fracture de la voûte du crâne, située au niveau de la bosse frontale droite et s'accompagnant d'un large enfoncement. En même temps et par suite du même accident (accident de voiture), fractures multiples de côtes et gros hémothorax. Le blessé se rétablit et deux mois après son accident, surviennent des troubles cérébraux, évoluant suivant deux phases : phase d'excitation et phase de dépression. Je vois le blessé à la seconde phase et je le trouve dans le coma ; pouls très lent, constipation persistante, incontinence d'urine. Je propose la trépanation, qui est acceptée. Au niveau de la région frontale droite, je trouve un aplatissement de la voûte, un trait de fracture descendant vers le sinus frontal droit, un éclatement de la table interne et une aiguille osseuse pénétrant obliquement dans l'écorce cérébrale, après avoir déchiré la dure-mère. Gros hématome sous-dure-mérien. Nettoyage complet, fermeture partielle, drainage. Suites immédiates favorables. Nous assistons au réveil progressif de l'intelligence, la déglutition qui était impossible se fait normalement. Mais le dixième jour, apparaissent les premiers symptômes de la méningo-encéphalite. Mort le dix-septième jour.

Cette observation démontre, une fois de plus, l'impuissance d'une tentative chirurgicale, dans les cas de fracture par enfoncement de la voûte crânienne, quand le cerveau a été lésé, quand il s'agit de sujets déjà âgés et souvent artério-scléreux, et quand, par surcroît, l'intervention est pratiquée trop tardivement. C'est ce qui s'est passé dans le cas particulier. Mais hâtons-nous d'ajouter qu'une opération immédiate n'était pas possible, à cause des autres lésions.

74 *C..., 37 ans.* Luxation antéro-interne de l'épaule. Réduction sous chloroforme.

75 *Dame E..., 32 ans.* Plaies de l'index et du médius de la main gauche, produites par un couteau. Sutures.

76 *Dame P..., 52 ans.* Suppuration du foie ; kyste hydatique suppuré ou abcès ? Quoiqu'il en soit, nous avons pu constater combien l'organe était dégénéré ; les parois de la cavité étaient mal limitées, constituées par du tissu hépatique ramolli et friable. Drainage. La cicatrisation ne s'est pas faite. Etat général cachectique. Mort au bout de six semaines.

77 *Dame L..., 22 ans.* Endométrite hémorrhagique par rétention placentaire. Curettage de l'utérus. Cette dame avait déjà subi la même opération à la suite de l'accouchement précédent.

Août

78 *Dame C..., 44 ans.* Endométrite hémorrhagique et petits polypes muqueux. Ablation des polypes et curettage de l'utérus.

79 *Dame P..., 32 ans.* Salpingo-ovarite bilatérale. Laparotomie.

80 *Dame R..., 29 ans.* Péritonite tuberculeuse enkystée. Laparotomie. Guérison.

81 *H..., 36 ans.* Synovite de la face antérieure du poignet droit et de la paume de la main. Résection de la gaîne au-dessus du carpe et drainage au niveau du creux de la main, le tube passant sous le ligament antérieur. Evolution lente ; mais bon résultat final.

82 *Dame N...., 65 ans.* Hernie crurale droite étranglée. Kélotomie.

83 *Demoiselle B..., 16 ans.* Otite moyenne suppurée. Trépanation de la mastoïde et ouverture de la caisse.

84 *D..., 75 ans.* Abcès urineux.

85 *Dame D..., 48 ans.* Fibrome de l'utérus. Hystérectomie abdominale subtotale.

86 *B..., 7 ans.* Végétations adénoïdes.

87 *Dame P..., 34 ans.* Tumeur sarcomateuse des deux ovaires. Laparotomie. Survie : une année.

88 *J..., 9 ans.* Petit papillome d'un doigt. Ablation.

89 *R..., 3 1/2.* Luxation traumatique de la hanche gauche, en avant et en haut. Réduction sous chloroforme. Appareil plâtré. (Voir radiographie).

90 *L... de C..., 16 ans.* Hernie inguinale droite. Cure radicale.

91 *Dame M..., 56 ans.* Enorme kyste de l'ovaire chez une femme atteinte de troubles cardiaques. Après une longue préparation de la malade, nous procédons à la laparotomie. Kyste adhérent de tous côtés ; évacuation partielle ; extraction ; drainage abdominal. Suites mouvementées en raison de phénomènes du côté du cœur. Guérison.

92 *Dame F..., 41 ans.* Salpingo-ovarite bilatérale, de nature tuberculeuse ; granulations péritonéales, ascite Laparotomie ; ablation des annexes. Drainage abdominal. Suites favorables ; mais persistance prolongée du trajet abdominal. Formation d'un abcès qui s'évacue à la fois dans les intestins et par l'orifice cutané ; de là, fistule stercorale. Cette fistule s'est fermée spontanément ; actuellement la guérison est complète.

Septembre

93 *Dame D..., 45 ans.* Fibrome de l'utérus. Laparotomie. Nous nous trouvons en présence d'une tumeur
volumineuse, adhérant à l'intestin de tous côtés. Elle
est, en quelque sorte, rétro-mésentérique ; le mésentère
la coiffe ; il n'existe pas un espace libre où nous puis-
sions placer le désenclaveur. Nous sommes obligés
d'effectuer une décortication du fibrome, décortication
sous-capsulaire ; le mésentère libéré est relevé avec
toutes les anses intestinales et nous pouvons agir sur
la tumeur qui est amarrée, puis extraite de la cavité.
Nous l'enlevons par le procédé habituel, puis nous
pratiquons la restauration du péritoine, en particulier,
au niveau de la surface mésentérique cruentée, très
étendue ; cette surface est réduite par capitonnage et
suture en bourse. Drainage abdominal. Suites normales
et aseptiques.

94 *Dame G..., 27 ans.* Salpingo-ovarite bilatérale.
Laparotomie : ablation des annexes. Opération facile.
Mort par hémorrhagie vingt heures après l'opération.

95 *Dame M..., 62 ans.* Dilatation considérable de
l'estomac, dont la masse en impose pour un gros kyste
et qui descend jusqu'au niveau du détroit supérieur.
Cet estomac est rempli de matières accumulées depuis
des semaines et des mois. Evacuation du contenu de
l'organe à la faveur d'une gastrostomie. Notre intention
était de pratiquer une gastro-entérostomie dans une
seconde intervention, mais la malade meurt le sixième
jour d'une congestion pulmonaire.

96 *Dame G..., 32 ans.* Prolapsus utéro-vaginal. Colpo-
périnorraphie.

97 *C..., 4 ans.* Extraction d'un parasite au niveau du
cuir chevelu.

98 *S..., 24 ans.* Extraction d'un corps étranger fixé dans
le médius de la main droite.

99 *B..., 3 ans.* Ecrasement du médius et de l'annulaire de la main gauche. Amputation des deux doigts avec conservation de la première phalange.

100 *Dame R..., 35 ans.* Salpingo-ovarite bilatérale. Laparotomie. Ablation des annexes.

101 *T..., 6 ans.* Végétations adénoïdes.

102 *G..., 18 ans.* Paraphimosis. Circoncision.

103 *Dame G..., 36 ans.* Colpo-périnéorraphie.

104 *B..., 45 ans.* Ostéite du maxillaire inférieur, d'origine dentaire et extraction d'un séquestre ; avulsion de la dent cariée.

105 *M..., 9 ans.* Végétations adénoïdes.

Octobre

106 *F..., 60 ans.* Gros lipome de la région supulaire droite. Ablation.

107 *Dame C..., 28 ans.* Salpingo-ovarite bilatérale. Laparotomie.

108 *Dame R..., 49 ans.* Curettage et thermo-cautérisation pour affection organique du col utérin, ayant envahi les parties voisines.

109 *Demoiselle C..., 15 ans.* Hypertrophie des amygdales.

110 *Dame T..., 52 ans.* Ascite. Laparotomie exploratrice et évacuatrice.

111 *Dame J..., 39 ans.* Salpingo-ovarite bilatérale. Laparotomie.

112 *D..., 7 ans.* Hypertrophie des amygdales.

113 *Demoiselle Th..., 9 ans.* Fracture grave du fémur droit, à l'union du tiers moyen et du tiers inférieur ; éclatement, trait articulaire ; le membre est non seulement raccourci de trois centimètres, mais encore la jambe et le pied sont placés en rotation externe.

Intervention ; ostéotomie oblique immédiatement au-dessus du cal. Application de l'extension continue, la jambe et le pied en bonne attitude. Suites normales ; la petite opérée guérit sans raccourcissement.

Novembre

114 *R..., 22 ans.* Kyste de la paupière supérieure. Ablation.

115 *B..., 28 ans.* Polypes muqueux du nez. Ablation à l'anse froide et à la pince.

116 *Dame P..., 29 ans.* Salpingo-ovarite bilatérale. Laparotomie.

117 *A..., 57 ans.* Phlegmon sus-hyoïdien. Incision, ouverture, drainage.

118 *Demoiselle L..., 10 ans.* Végétations adénoïdes.

119 *F..., 42 ans.* Hémorrhoïdes. Fissure anale.

120 *Dame V..., 40 ans.* Panaris.

121 *Th..., 30 ans.* Appendicite. Ablation de l'appendice court, épais, fixé à la paroi abdominale antérieure ; foyer caséeux. Drainage. Guérison.

122 *Dame C..., 29 ans.* Kyste synovial du poignet droit. Ablation.

Décembre

123 *Dame M..., 38 ans.* Abcès pelvien d'origine appendiculaire. Laparotomie. Traitement de l'abcès. Nous constatons la présence d'un rétrécissement du colon ilio-pelvien (sigmoïdite oblitérante) et nous nous rendons compte que la résection de la partie rétrécie est impossible à exécuter, car la sténose se prolonge très bas sur le rectum. Dans un avenir prochain, la malade présentera des symptômes d'occlusion tels que le seul remède consistera en la création d'un anus contre nature. C'est ce qui s'est produit dans la suite et un anus cœcal a été établi en octobre 1912. La malade vit et porte un appareil.

124 *Dame V..., 31 ans*. Métrorrhagies par rétention placentaire. Curettage de l'utérus.

125 *F..., 42 ans*. Abcès tubéreux de l'aisselle.

126 *Le Père F..., 38 ans*. Fistule ano-rectale, d'origine osseuse, ostéite du coccyx. Résection du coccyx.

127 *T..., 66 ans*. Epithélioma de la joue. Ablation.

128 *H..., 21 ans*. Phlegmon de la région amygdalienne droite. Débridement au galvano-cautère.

129 *R..., 60 ans*. Hydrocèle vaginale. Cure radicale.

130 *Dame G..., 48 ans*. Gros fibrome de l'utérus. Hystérectomie abdominale subtotale.

131 *V..., 47 ans*. Appendicite à froid. Ablation de l'appendice.

ANNÉE 1911

Janvier

1 *Dame N..., 40 ans*. Ovarite droite, rétroversion de l'utérus et prolapsus utéro-vaginal. Laparotomie. Ablation de l'ovaire et hystéropexie.

2 *Dame R..., 43 ans*. Panaris. Ablation de la phalangette.

3 *L..., 17 ans*. Section du tendon extenseur du médius de la main gauche. Suture tendineuse.

4 *M..., 6 ans*. Végétations adénoïdes et hypertrophie d'une amygdale.

5 *L..., 46 ans*. Abcès ossifluent de la région lombaire, symptomatique de la carie d'une apophyse épineuse. Ouverture, nettoyage, résection de l'apophyse.

6 *C..., 10 ans*. Petit kyste sébacé de la joue gauche. Ablation.

7 *Dame P..., 33 ans*. Rétention placentaire. Curettage. Phlegmon péri-utérin, ouverture spontanée dans le rectum.

8 *V..., 56 ans*. Fissure anale. Dilatation de l'anus.

9 *Demoiselle D..., 27 ans*. Abcès de la voûte palatine d'origine nasale. Incision, grattage, drainage naso-palatin prolongé volontairement pendant longtemps. Actuellement, guérison.

Février

10 *Dame G..., 37 ans*. Kyste synovial du poignet gauche. Ablation.

11 *J..., 28 ans*. Hernie inguinale gauche, d'origine congénitale.

11 bis *C..., 33 ans*. Appendicite à froid. Intervention. Péritonite. Dans ce cas, il s'agissait d'un malade qui avait un passé très chargé au point de vue intestinal (flèvre typhoïde ; entérite ; crises répétées d'appendicite) ; la dernière crise appendiculaire datait du mois de décembre, crise de moyenne intensité, sans abcès. Temporisation pendant sept semaines, température normale pendant ce laps de temps. Opération pratiquée sans grande difficulté ; appendice enlevé, drainage. L'appendicite n'était pas encore complètement refroidie.

12 *A..., 42 ans*. Hémorroïdes ; fistule anale.

13 *Demoiselle G..., 3 ans*. Abcès sus-hyoïdien médian. Incision.

14 *L..., 40 ans*. Otorrhée très ancienne du côté gauche. Infection. Accidents méningés et cérébraux graves (maux de tête violents, vomissements, température élevée). Evidement pétro-mastoïdien. Forte hémorrhagie. Consécutivement à l'opération, paralysie faciale. Et cependant le nerf facial n'a pu être touché directement. Les phénomènes de paralysie s'atténuent au bout de quelques semaines et disparaissent ensuite progressivement.

15 *D..., 38 ans*. Fracture de la rotule gauche. Cerclage.

Mars

16 *P..., 46 ans*. Affection de l'estomac. Laparotomie exploratrice.

17 *B..., 58 ans*. Abcès costal. Ponction.

18 *L..., 60 ans*. Hémorroïdes.

19 *Dame D..., 29 ans*. Endométrite hémorrhagique. Curettage de l'utérus.

20 *Dame M..., 32 ans*. Endométrite hémorrhagique. Curettage de l'utérus.

21 *C..., 52 ans.* Amputation de l'annulaire gauche (écrasement par accident).

Avril

22 *P..., 54 ans.* Fracture du crâne avec enfoncement au niveau de la région frontale du côté droit, deux traits de fracture, descendant de la voûte vers la base, tous deux verticaux et passant l'antérieur par l'échancrure orbitaire pour se terminer du côté des parois supérieure et externe des fosses nasales (épistaxis), l'autre, externe, intéressant la fosse temporale, en arrière de l'apophyse orbitaire externe. Les deux traits convergent supérieurement non loin de la suture fronto-pariétale. Ils circonscrivent un large fragment, légèrement mobile, fronto-temporal. Il n'y a pas de lésions des téguments, sauf quelques excoriations. Nous attendons la guérison de ces excoriations pour intervenir. Le blessé est dans le demi-coma, les fonctions s'accomplissent bien. Mais le symptôme dominant, c'est la céphalée localisée, puis étendue à toute la partie antérieure de la tête. Trépanation le premier avril. Hématome extra dure-mérien. La dure-mère est intacte ; mais, dès que la solution de continuité osseuse est produite, elle tend à bomber fortement. Nous ne l'incisons pas, mais nous pratiquons plusieurs ponctions avec la pointe du bistouri, de manière à pénétrer dans l'espace sous-arachnoïdien. Nous observons l'écoulement de liquide céphalo-rachidien en véritables jets de dix à quinze centimètres, traduisant l'hyperpression de ce liquide. Drainage établi au contact de la dure-mère. Suites : le sixième jour, issue par l'orifice du drainage d'une petite quantité de matière cérébrale ramollie ; le même fait s'est reproduit plusieurs jours, puis le trajet s'est fermé. Malgré la guérison opératoire, les fonctions intellectuelles ne sont pas intactes. Il existe des moments d'absence, des hallucinations ou des changements brusques de caractère, de l'indifférence professionnelle. Ces troubles indiquent que le lobe antérieur droit a été touché et qu'il doit exister un foyer assez étendu de ramollissement ; la température reste normale. P... est mort deux mois après cette intervention, par suite de l'extension progressive des altérations cérébrales (méningo-encéphalite ou ramollissement aigu.)

Cette observation prend place près de celles que nous avons rapportées et qui tendent à démontrer que, dans la fracture du crâne, c'est l'état du cerveau qui décide du pronostic à établir. Une simple contusion de cet organe chez un sujet âgé, souvent artério-scléreux, par conséquent prédisposé au ramollissement, suffit pour déterminer des lésions dont la réparation est impossible. Dans la détermination et l'évolution de ces phénomènes, l'infection ne joue qu'un rôle accessoire, souvent même elle n'intervient pas ; c'est une simple question de vitalité organique.

P..., avec sa fracture du crâne, présentait du côté gauche, une fracture du radius, plusieurs fractures des côtes et une luxation de l'épaule, luxation qui a été réduite. Il s'agissait d'un accident d'automobile.

23 *Dame G..., 29 ans.* Endométrite hémorrhagique. Curettage de l'utérus.

24 *Ch.... 2 ans.* Phlegmon de l'aisselle gauche. Consécutif à une éruption vaccinale. Incision.

25 *G..., 4 ans* Adéno-phlegmon cervical. Incision et drainage.

26 *M..., 37 ans.* Plaie assez étendue du dos de la main. Sutures.

27 *P .., 40 ans.* Petit fibrome du dos de la main. Ablation.

28 *Dame B..., 62 ans.* Polype muqueux de l'utérus. Ablation et curettage de la cavité utérine.

Mai

29 *Dame G..., 60 ans.* Saphène interne droite, extrêmement dilatée, flexueuse et remplie de caillots (phlébite variqueuse) ; infiltration des tissus voisins. Résection de toute la veine, du coup-de-pied au pli de l'aine ; drainages multiples (à la jambe, au genou, à la cuisse et dans la région inguinale, à l'endroit du pédicule veineux). Suites favorables ; guérison lente, mais sans incident et complète.

30 *M..., 29 ans.* Phimosis. Circoncision.

31 *S..., 17 ans.* Adéno-phlegmon cervical. Incision et drainage.

32 *Dame L..., 30 ans.* Prolapsus utéro-vaginal. Colpopérinéorraphie.

33 *R..., 47 ans.* Tuberculose des deux testicules ; nombreuses fistules ; malade atteint de lésions pulmonaires (sommet droit) peu étendues ; région vésiculoprostatique paraissant indemme. Double castration et résection des deux cordons le plus haut possible. Guérison de la plaie opératoire en une quinzaine de jours. Traitement général. Résultat très satisfaisant, non seulement au point de vue local, mais encore au point de vue général, et même au point de vue pulmonaire.

34 *Dame T..., 34 ans.* Salpingo-ovarite bilatérale. Laparotomie.

35 *Demoiselle G..., 19 ans.* Métrorrhagie déterminée par la présence de petits polypes muqueux. Curettage.

36 *H..., 74 ans.* Hernie inguinale gauche étranglée. Kélotomie.

37 *Dame L..., 50 ans.* Gros fibrome de l'utérus. Hystérectomie abdominale subtotale. Cicatrisation lente de la paroi abdominale ; malade très anémiée du fait des hémorrhagies utérines fréquentes dans les mois qui ont précédé l'intervention.

38 *L..., 5 ans.* Hernie inguinale droite, d'origine congénitale. Cure radicale.

39 *de P..., 65 ans.* Kyste sébacé du sourcil droit. Ablation.

Juin

40 *F..., 42 ans.* Hernie inguinale droite. Cure radicale.

41 *C..., 6 ans.* Végétations adénoïdes. Phimosis.

42 *Dame L..., 58 ans.* Volumineuse tumeur fibro-kystique de l'ovaire gauche et kyste simple de l'ovaire droit. Adhérences multiples à l'épiploon, à l'intestin. Ablation successive des deux kystes, après ponction évacuatrice. Drainage abdominal. Suites satisfaisantes ; l'opérée quitte la clinique un mois après l'intervention. Je l'ai revue il y a un mois ; elle a fait un abcès dans le voisinage du pédicule, abcès qui s'est ouvert à la fois dans l'intestin et dans la vessie ; il existe actuellement une fistule intestino-vésicale ; mais cette fistule diminue d'importance de jour en jour et nous en prévoyons l'oblitération dans un avenir prochain. Aucune lésion rénale ; état général assez bon.

43 *Dame V..., 55 ans.* Fissure anale. Dilatation de l'anus.

44 *L..., 15 ans.* Ongle incarné.

45 *M..., 13 ans.* Fracture des deux os de l'avant-bras droit. Réduction sous chloroforme.

46 et **47** *Dame L..., 54 ans.* Ascite considérable symptomatique de tumeur abdominale. Laparotomie évacuatrice et exploratrice avec anesthésie à la cocaïne. Nous évacuons dix-huit à vingt litres de liquide un peu épais, légèrement hémorrhagique. Nous constatons, par la vue et le toucher, la présence de tumeurs des deux ovaires, tumeurs entièrement adhérentes ; le péritoine est d'ailleurs très enflammé, épaissi, granuleux ; l'idée d'affection organique des ovaires, avec propagation péritonéale, vient à l'esprit. Drainage abdominal, maintenu pendant dix jours. Un mois après cette intervention, la plaie abdominale est cicatrisée ; le toucher vaginal, combiné au palper, permet de constater que les tumeurs pelviennes sont devenues plus mobiles. Le 4 août, laparotomie. Extraction des deux tumeurs ; l'opération est assez laborieuse et l'hémorrhagie assez abondante,

Drainage abdominal. Suites parfaites. Guérison relativement rapide.

J'ai revu cette dame. Du côté abdominal, rien de spécial à noter. Elle a présenté seulement un certain degré de phlébite, il y a quelques semaines ; mais cette phlébite était certainement de nature variqueuse. Les veines des membres inférieurs ont été très dilatées du fait de l'existence des tumeurs abdominales et de l'ascite. En résumé, dans le cas de cette malade, il s'agissait de tumeurs volumineuses des ovaires, très adhérentes, accompagnées de péritonite chronique et d'ascite hémorrhagique. Comme une intervention complète était impossible à tenter, nous avons commencé par évacuer le liquide ascitique dont l'abondance nécessitait un traitement urgent ; cette première laparotomie a été effectuée avec l'anesthésie à la cocaïne. L'évacuation du liquide et la longue durée du drainage abdominal ont provoqué des phénomènes de régression du côté des lésions et surtout ont rendu les tumeurs plus mobiles. De plus, l'état général est devenu meilleur. C'est pour ces raisons que la seconde intervention, la principale, la curatrice, a pu être pratiquée dans des conditions plus favorables et avec succès.

48 *Dame R..., 40 ans.* Ablation d'un ongle incarné.

49 *D..., 34 ans.* Accident. Extraction de la dernière phalange de l'index droit.

50 *M..., 42 ans.* Fracture de la jambe gauche à la partie moyenne. Réduction impossible à obtenir par les procédés habituels. Intervention sur le tibia. Suppression de l'interposition (fragment osseux placé transversalement, faisceaux musculaires). Avivement des extrémités ; coaptation ; maintien par lamelle d'acier et vis, comme dans l'observation n° 18 (1910). Suites longues ; ablation de la lamelle et des vis avec l'anesthésie locale ; guérison complète ; jambe solide ; raccourcissement deux centimètres et demi. Quant à la fracture du péroné, elle n'a pas été traitée. Nous estimons, en effet, qu'en raison du niveau de cette fracture, il ne résulte, pour M..., aucun inconvénient à laisser les choses telles qu'elles sont, la solidité de la jambe étant due au tibia. Si l'extrémité d'un fragment tend à faire saillie et devient gênante, il suffit d'en effectuer la résection sur une longueur convenable. Mais la suture complète comporte une intervention nouvelle, faisant suite à celle qui est pratiquée sur le tibia et qui est presque toujours longue et laborieuse. Remarquons qu'il s'agit de non consolidation des fractures ou de pseudarthrose et de sujets qui ont déjà fait un long séjour dans un lit, qui sont la plupart du temps déprimés ou anémiés. (Voir radiographie).

51 *Dame P..., 27 ans.* Salpingo-ovarite bilatérale. Laparotomie.

52 *Dame C..., 32 ans.* Adénite cervicale suppurée.

53 *D..., 30 ans.* Hydarthrose traumatique du genou. Ponction et lavage.

54 *Dame L..., 28 ans.* Déchirure du périnée, consécutive à une application de forceps et intéressant l'anus et la cloison recto-vaginale, dont le bord inférieur se présente à une profondeur de quatre centimètres. Colpopérinéorraphie (dédoublement de la cloison sur une hauteur de quatre à cinq centimètres ; myorraphie des releveurs). Bon résultat. Cette malade a été opérée deux mois seulement après l'accouchement.

55 *T..., 40 ans.* Ostéite de la phalangette du médius gauche. Lymphangite et érysipèle avec plaque au niveau de la partie antéro-latérale du thorax ; suppuration prolongée. Guérison.

56 *C..., 17 ans.* Ongle incarné.

57 *Demoiselle L..., 26 ans.* Hémorroïdes et fissure anale.

Juillet

58 *G..., 6 ans.* Phimosis. Circoncision.

59 *D..., 62 ans.* Hydarthrose récidivante du genou. Ponction et lavage du genou.

60 *T..., 8 ans.* Végétations adéhoïdes et phimosis.

61 *Dame D..., 50 ans.* Périmétrite et rétro-version fixe de l'utérus. Laparotomie. Dégagement de l'organe et hystéropexie. Ovaires en bon état laissés en place (malade atteinte de neurasthénie d'ordre génital.)

62 *T..., 7 ans.* Hypertrophie des amygdales.

63 *Dame V..., 47 ans.* Hernie crurale droite étranglée. Malade très intoxiquée, dyspnéique, avec phénomènes péritonéaux, refroidissement et aspect violacé des extrémités. Mort.

64 *B..., 37 ans.* Plaies contuses du cuir chevelu, de la lèvre inférieure, du menton. Réunion partielle par points de suture.

65 *P..., 22 ans.* Plaie de la joue droite (coupure), points de suture.

66 *Dame G..., 42 ans.* Tumeur blanche du cou-de-pied gauche. Amputation de la jambe au lieu d'élection.

67 *Ch..., 19 ans.* Dans une tentative de suicide, ce jeune homme se tire un coup de revolver dans la région de l'oreille droite. Le projectile pénètre par l'orifice externe du conduit auditif, en perfore la paroi postérieure, brise le bord antérieur de l'apophyse mastoïde et va se loger, en s'écrasant, dans la partie la plus profonde de la caisse du tympan, s'appuyant en avant sur l'articulation temporo-maxillaire. Paralysie faciale. Intervention. Incision rétro-auriculaire ; extériorisation large du trajet, en portant le pavillon fortement en avant ; découverte du projectile ; extraction assez difficile, il y avait une véritable inscrustation de la balle dans l'os ; le conduit auditif externe, dans sa portion osseuse, est fracturé à la partie inférieure ; il existe, dans la caisse, des éclats d'os ; tous ces fragments sont enlevés ; nettoyage ; la plaie opératoire rétro-auriculaire n'est pas réunie, dans le but d'assurer un bon drainage. Suites longues. Actuellement guérison avec perte de l'audition ; atrophie du pavillon ; quant à la paralysie faciale, elle a disparu, le nerf a retrouvé progressivement ses fonctions. (Voir radiographie).

68 *R..., 48 ans.* Écrasement de l'index gauche. Amputation.

Août

69 *Dame P..., 64 ans.* Hernie crurale droite étranglée. Kélotomie.

70 *E..., 18 ans.* Kyste sébacé du creux de l'aisselle. Ablation.

71 *Dame B..., 70 ans.* Hernie crurale droite étranglée. Kélotomie.

72 *Demoiselle F..., 17 ans.* Fragment d'aiguille dans la pulpe de l'index gauche. Ablation.

73 *Dame L..., 42 ans.* Fibrome de l'utérus. Hystérectomie abdominale subtotale.

74 *Dame G..., 34 ans.* Amputation de la phalangette de l'index droit (panaris).

75 *G..., 3 ans.* Bec-de-lièvre unilatéral gauche avec forte saillie de l'os incisif. Dans une première séance opératoire, réduction de cet os par l'avulsion des dents qui s'y trouvent et par la résection d'un fragment osseux. Dans une seconde séance (février 1912), restauration de la lèvre par le procédé de Mirault (d'Angers).

76 *G..., 30 ans.* Section de l'artère cubitale gauche, un peu au-dessus du poignet. Ligature.

77 *C..., 8 ans.* Phimosis. Circoncision.

78 *G..., 17 ans.* Cicatrice hypertrophique de la paume de la main gauche. Ablation.

79 *Demoiselle G..., 38 ans.* Gros fibrome de l'utérus. Hystérectomie abdominale subtotale.

Septembre

80 *Dame M..., 64 ans.* Carcinome du sein droit et adénites axillaires. Ablation de la tumeur et des ganglions.

81 *J..., 45 ans.* Hémorroïdes.

82 *M..., 7 ans.* Végétations adénoïdes.

83 *Dame M..., 31 ans.* Lithiase de la vésicule. Cholécystectomie sous-séreuse. Aucun écoulement de bile.

84 *Dame C..., 40 ans.* Carcinome du sein gauche. Ablation de la tumeur et des ganglions axillaires.

85 *P..., 7 ans.* Végétations adénoïdes.

Octobre

86 *Dame S..., 28 ans.* Endométrite hémorrhagique. Curettage de l'utérus.

87 *Demoiselle C..., 35 ans.* Fibrome de l'utérus. Hystérectomie abdominale supra-vaginale.

88 *C..., 7 ans.* Cure radicale d'hypospadias.

89 *H..., 8 ans.* Phimosis. Circoncision.

90 *Dame M..., 45.* Kyste de l'ovaire, volumineux. Laparotomie. Ponction évacuatrice. Impossibilité absolue d'enlever la poche à cause des adhérences. Marsupialésation. Suites très favorables et guérison relativement rapide. Actuellement, elle est complète.

91 *Dame F..., 34 ans.* Péritonite symptomatique de tumeurs des ovaires. Laparotomie évacuatrice et exploratrice, pratiquée à domicile, avec anesthésie à la cocaïne. Evacuation d'une quantité considérable de liquide épais, trouble, puriforme ; drainage. Lavages de la cavité abdominale, dans les jours suivants. Mais l'état de la malade, fort grave, ne se modifie pas, ce qui rend impossible une opération radicale.

92 *N..., 18 ans.* Traumatisme du pied droit, écrasement avec arrachement de la presque totalité des téguments plantaires, l'aponévrose est à découvert. Cicatrisation très lente. Greffes dermo-épidermiques.

93 *Dame P..., 33 ans.* Hernie crurale bilatérale. Double cure radicale.

7.

94 *C..., 55 ans.* Hémorroïdes.

95 *Dame P..., 34 ans.* Pyo-salpinx et ovarite des deux côtés, remplissant le Douglas. Laparotomie. Ablation des annexes et hystérectomie supra-vaginale. Drainage. Phénomènes abdominaux consécutifs ; ablation de plusieurs points de suture pour entr'ouvrir la plaie opératoire et permettre l'évacuation des liquides septiques. Tout rentre dans l'ordre ; la diminution du ballonnement du ventre a pour effet de réduire les dimensions de la plaie abdominale, en longueur et en largeur. Quelques catguts et crins de Florence complètent la fermeture. Guérison complète.

Novembre

96 *Dame B..., 38 ans.* Infection puerpérale. Curettage de l'utérus.

97 *C..., 42 ans.* Ostéomyélite de la moitié inférieure du tibia gauche, consécutive à une fracture ancienne. Evidement de l'os. Suites favorables. En cours de traitemeent.

98 *Dame B..., 44 ans.* Salpingo-ovarite bilatérale. Laparotomie.

99 *O..., 22 ans.* Section de l'artère faciale gauche, un peu au-dessus de l'angle de la mâchoire. Ligature.

100 *Demoiselle F..., 24 ans.* Plaie par arme à feu de la région fronto-pariétale du côté droit. Le coup a été tiré obliquement d'arrière en avant et de bas en haut ; la balle a ricoché sur l'os frontal. Excision des trajets, l'os est mis à découvert ; large drainage. Suites simples.

101 *B..., 42 ans.* Rétention d'urine. Ponction de la vessie.

102 *Dame T..., 57 ans.* Phlegmon sus-hyoïdien, d'origine dentaire.

103 *F..., 48 ans.* Hernie inguinale bilatérale, la hernie gauche très développée. Double cure radicale.

Décembre

104 *D..., 18 ans.* Ongle incarné du gros orteil.

105 *Demoiselle R..., 17 ans.* Profonde coupure au niveau de l'éminence thenar de la main droite. Sutures musculaire et cutanée.

106 *T..., 16 ans.* Ongle incarné des gros orteils droit et gauche.

107 *M..., 64 ans.* Hernie inguinale droite étranglée. Kélotomie. Sujet hémiplégique. Bon résultat.

108 *Dame G..., 68 ans.* Grosse hernie ombilicale, déterminant des phénomènes d'occlusion intestinale dont la gravité commande l'intervention. La malade présente un embonpoint considérable (poids 140 à 150 kilogs). Opération facile. Suites graves. Les phénomènes d'occlusion persistent : congestion pulmonaire, coma ; mort le sixième jour. L'intervention a été pratiquée trop tard ; la situation était trop compromise.

109 *D..., 25 ans.* Coupure de la joue gauche. Points de suture.

110 *Dame L..., 42 ans.* Rétention placentaire. Curettage de l'utérus.

111 *D..., 27 ans.* Anthrax de la base de la lèvre inférieure, perforation de la muqueuse et de la peau, lèvre trouée comme à l'emporte-pièce.

112 *Dame M..., 22 ans.* Infection puerpérale. Curettage de l'utérus.

113 *D..., 2 ans 1/2.* Victime d'un accident exceptionnel et grave. Tombe sur un crochet à bottines qu'il tenait à la main, crochet métallique, long de quinze centimètres. L'objet pénètre dans la cavité orbitaire du côté gauche, entre l'arcade et la voûte d'une part, le globe oculaire d'autre part, plus en dehors qu'en dedans, à proximité de la glande lacrymale. Se dirigeant d'arrière en avant, il perfore la voûte devant la fente sphénoïdale, à un centimètre et demi environ, et s'enfonce dans la cavité crânienne à une profondeur d'un à deux centimètres. La profondeur totale de pénétration de l'objet depuis l'orifice d'entrée, au niveau du sillon orbito-palpébral, mesure quatre centimètres et demi. L'enfant m'est apporté avec le crochet fixé perpendiculairement au-dessus de l'œil et toute tentative d'extraction est inutile, car le crochet est amarré à la base du crâne et accroché à l'os. Intervention. Incision menée sous le sourcil, au devant de l'arcade, de l'apophyse orbitaire interne à l'apophyse orbitaire externe. Le globe oculaire et les parties molles de l'orbite sont abaissés fortement ; nous suivons la voûte et nous trouvons le point de pénétration de l'instrument. Celui-ci est devenu plus mobile et en lui imprimant quelques légers mouvements avec prudence, de manière à rester appliqué sur le squelette, nous parvenons à l'extraire. Ensuite, nous élargissons la perforation (trépanation orbitaire) et nous drainons la cavité déterminée par l'objet au delà de la voûte, à la base du cerveau. La plaie cutanée est laissée largement béante ; deux crins seulement sont placés aux extrémités. Suites : pendant six jours, température inférieure à la normale, comprise entre 36°, 36° 2 le matin et 36° 4, 36° 8 le soir ; le neuvième jour, grand frisson, éruption scarlatiniforme, ascension de la température et les phénomènes de la méningo-encéphalite apparaissent ; l'enfant succombe à cette affection le douzième jour. Ainsi, malgré la précocité de l'intervention, le drainage largement établi à travers l'orbite, les pansements renouvelés chaque matin et exécutés par moi-même, il n'a pas été possible d'éviter la terrible méningo-encéphalite. Il n'est pas douteux que l'infection ne s'établisse très rapidement, par le contact d'un objet septique avec les méninges et le cerveau. Existe-t-il des cas de guérison de semblables blessures ? C'est le coup classique du parapluie dont l'extrémité pénètre dans la cavité crânienne par l'orbite. Accident suivi à brève échéance de méningo-encéphalite et de mort. (Voir radiographie).

114 *G..., 50 ans.* Porte, sur la joue gauche, un épithélioma développé sur un lupus ancien et qui présente une étendue considérable, dont on peut se rendre

compte en examinant la photographie qui a été prise
(voir album). A la partie inférieure de la joue droite,
cicatrice exubérante d'un lupus guéri. Opération 20 décembre. Ablation de l'épithélioma, après cautérisation
minutieuse de toute sa surface. Nous nous tenons à
un bon centimètre en dehors des limites de la tumeur ;
nous pouvons respecter la paupière inférieure, mais nous
sommes obligé de réséquer quelques copeaux du ma-
laire et du maxillaire supérieur, qui ont été usés par
l'épithélioma ; du côté du maxillaire en particulier, il
existe une petite zone de carie qui comprend toute
l'épaisseur de l'os et conduit au sinus. Toutes les parties malades sont enlevées soigneusement. Cela fait,
nous changeons complètement d'instruments et nous
procédons à une nouvelle désinfection des mains. Un
lambeau est dessiné, taillé sur la face interne du bras
gauche et fixé sur la moitié supérieure de la solution
de continuité de la face, le bras relevé et appliqué
contre la tête. Points de suture. Appareil plâtré. Trois
semaines plus tard, nous détachons le lambeau dont
la base est fixée sur la partie inférieure de la joue ;
le bras est libre. Ainsi qu'on peut le constater sur les
photographies, la greffe a parfaitement réussi. A signaler seulement deux détails : 1° La petite perforation
pratiquée volontairement dans le lambeau, pour drainer
le sinus ; 2° L'œdème des paupières, conséquence d'une
gêne dans la circulation en retour de cette région et
d'une certaine réaction au niveau du sinus. De ce côté
d'ailleurs, la situation est satisfaisante, la solution de
continuité est actuellement très réduite. Reste la question de récidive ; il n'est pas encore possible de l'apprécier. Quant au sinus, il semble indemme, mais s'il
devenait le siège d'une localisation organique caractérisée, il y aurait lieu de procéder à une nouvelle
intervention (curettage du sinus, résection partielle ou
totale du maxillaire supérieur). Dans cette observation, nous avons voulu seulement attirer l'attention
sur un cas de greffe. Dimensions de la greffe : verticale :
huit centimètres ; horizontale : neuf centimètres. (Voir
photographies).

RÉSULTATS GÉNÉRAUX

Les observations que nous avons rapportées dans ce travail, sont au nombre de plus d'un millier. Nous regrettons de ne pouvoir les condenser dans un tableau récapitulatif, parce que le temps nous fait défaut. Elles diffèrent d'importance et d'intérêt mais elles présentent ce caractère commun : c'est que les interventions qu'elles comportent ont été effectuées, presque toutes, avec l'anesthésie chloroformique. Dans ce chapitre, très court, nous ne mentionnerons pas toutes les observations isolées, individuelles, même celles qui, en raison de leur intérêt, ont été transcrites, en plus gros caractères, dans chaque relevé annuel. Pour apprécier les résultats en général, nous nous appuierons sur des observations en *série*.

I. — SQUELETTE

1° **Ostéomyélites aiguës**, prolongées ou chroniques. 28 interventions (trépanation diaphysaire, évidement épiphysaire). 27 guérisons, 1 décès (1908 : observation 71, ostéomyélite à foyers multiples).

2° **Fractures compliquées** : A) *crâne*, 8 trépanations : 4 guérisons (sujets jeunes, cerveau peu ou pas blessé) ; 4 décès (sujets âgés, cerveau fortement contusionné, opération tardive. 1904 : observation 86 ; 1910 : observation 73 ; 1911 : observations 22 et 113, dans ce dernier cas, pénétration d'un crochet métallique dans la cavité crânienne par l'orbite).

B) *Membres* (et surtout membre inférieur), 10 interventions pour fractures compliquées de plaie. 8 guérisons avec bon résultat fonctionnel, 2 décès (1906 : observation 35, fracture compliquée de bras ; 1910 : observation 64, fracture compliquée de jambe chez une diabétique, ces deux blessés ont été opérés le quatrième jour seulement après l'accident.)

3° **Pseudarthroses.** *Humérus* (1), *tibia* (2). Suture osseuse ; résultat satisfaisant. *Rotule* 5. Suture ou cerclage.

4° **Amputations** (1 avant-bras, 1 bras, 1 cuisse, 2 jambes).

II. — TETE ET COU

1° **Végétations adénoïdes.** 121 interventions (curettage du naso-pharynx sous anesthésie chloroformique, en position horizontale, tête basse et inclinée). Bons résultats. Un seul cas de récidive concernant un enfant opéré très jeune (2 ans 1/2). Aucun accident, sauf quelques intermittences du pouls chez un enfant de 6 ans, ayant été atteint antérieurement de myocardite au cours d'une diphtérie).

2° **Rétrécissement du larynx.** Intervention. Port d'un appareil laryngo-trachéal permettant la respiration nasale, ainsi que la phonation (1908 : observation 54).

3° **Otites anciennes** : 9 cas ; évidement pétro-mastoïdien. Paralysie faciale immédiate dans un cas, secondaire dans un autre, guérison après deux ou trois mois.

4° **Tumeurs du corps thyroïde** : 2 observations, 2 guérisons.

5° **Epithéliomas** de la face et surtout de la lèvre inférieure : 21 cas.

THORAX

Tumeurs du sein, généralement malignes (carcinomes, squirrhes, sarcomes) : 32 cas, dont 1 chez un homme, guérison opératoire. Récidive précoce ou tardive ; il y a plusieurs cas, non récidivés, pour lesquels l'opération remonte à 6, 7 et 8 années.

2° **Empyèmes** : 5 cas. Guérisons, (dans un cas, pleurésie interlobaire gauche accompagnant une tuberculose pulmonaire en évolution ; guérison opératoire).

3° **Plaies pénétrantes de poitrine** : 2 cas, 2 guérisons.

ABDOMEN

1° **Kystes hydatiques** : foie, 2 (dont 1 décès), bassin, 1 (guérison). Ajoutons 1 kyste suppuré de l'aisselle (guérison), et 1 abcès du foie, peut-être de nature hydatique, avec altération profonde de la glande (décès, 1910 : observation 16).

2° *Cholécystites.* 2 cholécystectomies dont l'une avec drainage des voies biliaires et l'autre sous-séreuse, (2 guérisons).

3° **Appendicites** A) *à froid,* 23 ablations d'appendice, 22 guérisons, 1 décès (appendicite mal refroidie, 1911 : observation 33).

B) *Abcès :* 6 interventions, dont 5 avec ablation de l'appendice, 6 guérisons.

c) *Péritonites purulentes :* 4 cas, 2 guérisons, 2 décès (dans les deux derniers cas, opération tardive, pratiquée à domicile).

4° **Hernies** A) *Cure radicale* 54 (6 hernies bilatérales et 4 avec éctopie testiculaire). Pas un cas de récidive.

B) *Étranglement herniaire, Kélotomie.* 18 cas, 14 guérisons, 4 décès (1904 : observation 51 : épiploïte chez un diabétique ; observation 122 : rupture de hernie ombilicale chez une vieille femme de 87 ans ; 1907 : observation 55 : hématémèses par gastrite ulcéreuse alcoolique ; observation 63 : énorme hernie inguinale avec abcès dans le sac ; 1910 : observation 47 : intoxication herniaire, opération tardive ; 1911 : observation

108 : volumineuse hernie ombilicale, occlusion intestinale et infection, opération tardive).

APPAREIL GENITAL (Hommes)

1° **Hydrocèle** de la tunique vaginale : 14 cas.

2° **Castration** : 5 cas (dont 1 cas de castration double).

3° **Hypospadias** : 6 cas.

4° **Epithélioma** de la verge : 1 cas.

APPAREIL GENITAL (Femmes)

1° **Cancers** des ovaires (2 cas) et du corps de l'utérus
(3 cas). Guérison opératoire (nous ne parlons pas de
l'épithélioma du col, tous les cas que nous avons obser-
vés étant trop avancés).

2° **Infection puerpérale** : 33 interventions (curettages),
pratiquées à domicile. Grande mortalité dans les formes
ne s'accompagnant pas de rétention placentaire.

3° **Prolapsus utéro-vaginal** : 14 cas.

4° **Rétro-déviation de l'utérus** : Hystéropexie, 2 cas.

5° **Polypes de l'utérus** : 8 cas.

6° **Kystes de l'ovaire** : 8 cas, 8 guérisons (dont 1 cas
avec complication de fistule intestino-vésicale, consécutive à un abcès pelvien qui s'est formé presque une
année après l'intervention).

7° **Salpingo-ovarites** : 36 cas, avec 3 décès post-opéra-
toires. (1 cas, 1904, observation 44 : hématémèses ; 1 cas,
1907, observation 107 : dilatation aiguë de l'estomac ;
1 cas, 1910, observation 94 : hémorrhagie).

8° **Fibromes** : 37 hystérectomies abdominales totales
ou subtotales, 37 guérisons.

91839 REIMS. — Imprimerie MATOT-BRAINE

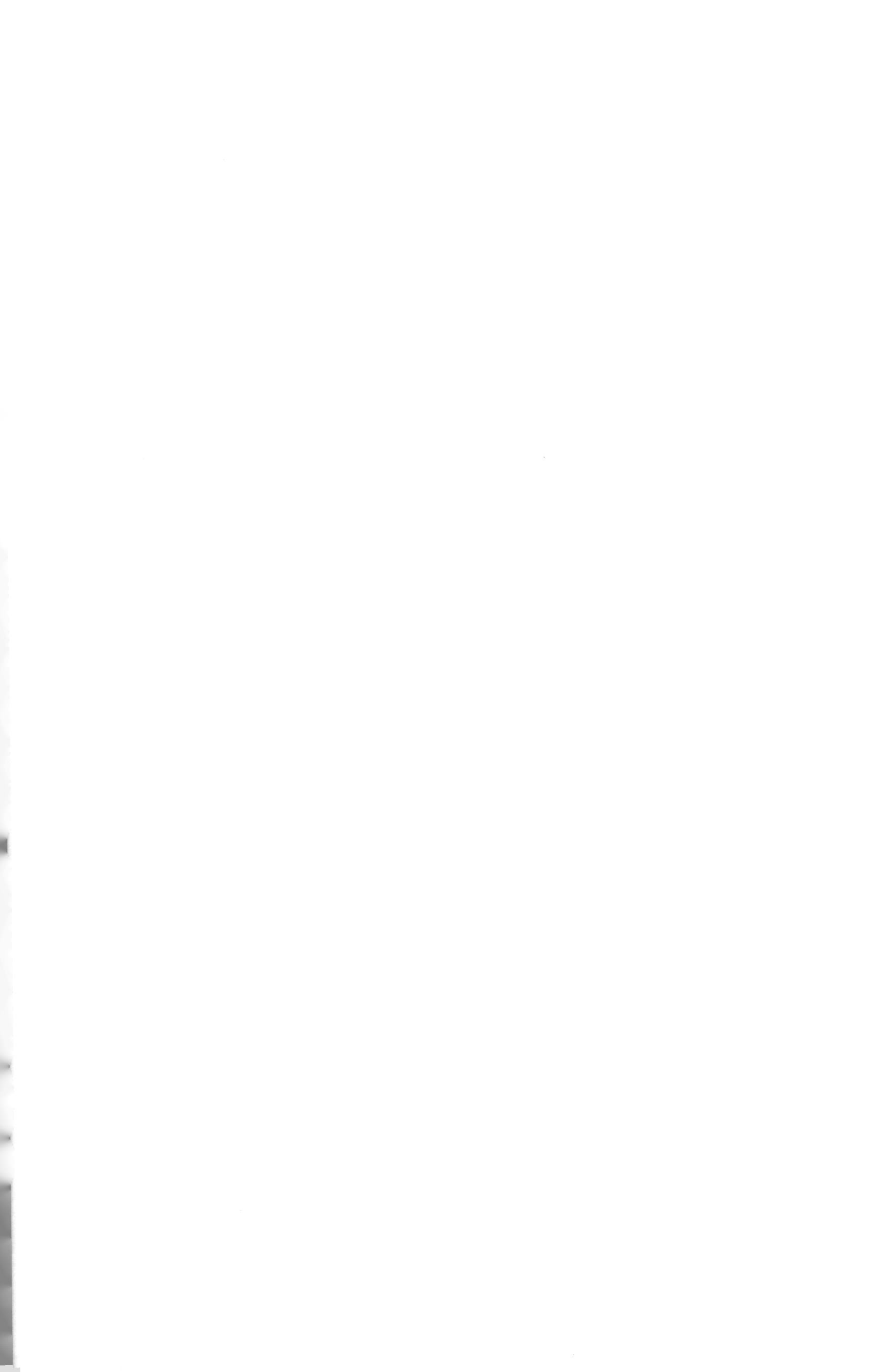